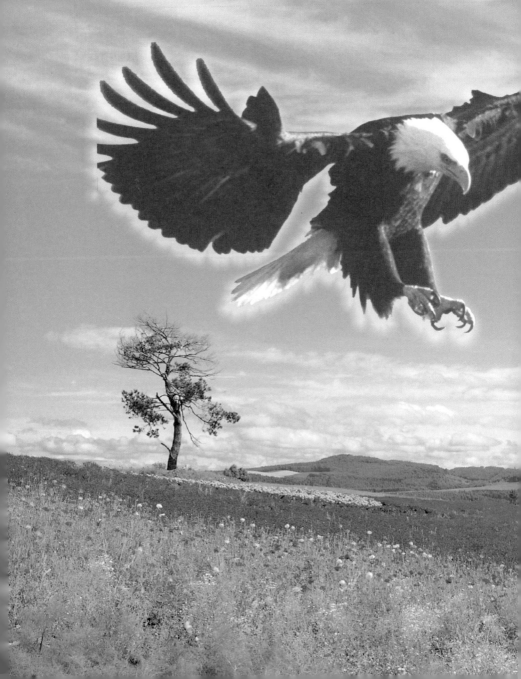

大展好書　好書大展
品嘗好書　冠群可期

大展好書　好書大展

品嘗好書　冠群可期

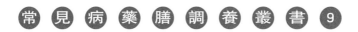

常見病藥膳調養叢書 9

肝 炎
四季飲食

周文泉
崔玉琴　叢書主編

王　虹
徐工學　本書主編

品冠文化出版社

國家圖書館出版品預行編目資料

肝炎四季飲食 / 王虹、徐工學 主編
－初版－臺北市：品冠文化 ， 2004〔民93〕
　　面 ； 21 公分 －（常見病藥膳調養叢書；9）
　　ISBN 957-468-294-3 （平裝）
1.肝－疾病 2.食物治療 3.藥膳
415.53　　　　　　　　93002871

常見病藥膳調養叢書⑨

肝炎四季飲食

ISBN 957-468-294-3

叢書主編 / 周文泉、崔玉琴
本書主編 / 王　虹、徐工學
責任編輯 / 壽亞荷、許　平
發 行 人 / 蔡孟甫
出 版 者 / 品冠文化出版社
社　　址 / 台北市北投區（石牌）致遠一路 2 段 12 巷 1 號
電　　話 /（02）28233123・28236031・28236033
傳　　真 /（02）28272069
郵政劃撥 / 19346241
網　　址 / www.dah-jaan.com.tw
E－mail / piin_guan@so-net.net.tw
登 記 證 / 北市建一字第227242
承 印 者 / 暉峰彩色印刷有限公司
裝　　訂 / 協億印製廠股份有限公司
排 版 者 / 順基國際有限公司
初版 1 刷 / 2004 年（民 93 年）5 月

定價 / 200 元

叢書主編	周文泉	崔玉琴
叢書副主編	張　文	王玉琢
	楊　波	張　宏
	張存悌	劉　偉
	李　潔	崔彩虹
本書編著	王　虹	徐工學
攝　　影	祝　銳	林　玉
	蘇　涵	王　文
製　　作	王文萍	范　穎
	李　斌	劉立克

前　言

　　食療是在中醫理論指導下經過千百年實踐形成的獨特的理論體系，被歷代醫家所推崇，爲歷代百姓所應用。在科學技術高度發達的今天，人們仍喜歡用食療來調整人體陰陽平衡，補充營養物質，達到防病治病的目的。因爲我國一年四季氣候變化較大，中醫學認爲，乾燥的氣候容易傷腎，偏熱偏寒的氣候容易傷心肺，多風或大風氣候容易傷肝，寒濕或濕熱的氣候易傷脾胃，所以，應根據氣候變化特點，擇時進行補益。但是，如何做到合理安排病人飲食，怎樣用藥食兩用的物品做成藥膳，則是擺在人們面前的難題。爲了滿足廣大讀者的願望，我們組織這方面的專家，編寫了「常見病藥膳調養叢書」。

　　這套叢書包括《脂肪肝四季飲食》、《高血壓四季飲食》、《慢性腎炎四季飲食》、《高脂血症四季飲食》、《慢性胃炎四季飲食》、《糖尿病四季飲食》、《癌症四季飲食》、《痛風四季飲食》、《肝炎四季飲食》、《肥胖症四季飲食》、《膽囊炎・膽石症四季飲食》11個分冊。均由臨床經驗豐富的藥膳專家編寫、製作。這11種書不僅介紹了疾病的防治常識和四季飲食膳方，還詳細介紹了每款膳食的原料、製作方法、食用方法以及功效主治，並逐一用彩色圖片表示。從而突出了可操作性和有效性，可使讀者能够準確地使用補益類中藥，正確地製作防病膳食，安全地擇時應用，有利於强身保健。

　　人人需要健康，人人渴望健康，實現人人健康，重要的是要從自己做起，要養成健康的習慣，調整心態，平衡飲食，加强鍛鍊。願本書能爲您的健康提供幫助，成爲您生活中的朋友。

編著者

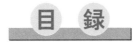

目 録

一、認識肝炎

二、肝臟疾病的症狀

三、遠離肝炎

四、肝炎患者飲食調理

五、肝炎藥膳中常用藥物

六、肝炎藥膳中常用的食物

七、肝炎四季食膳

（一）認識肝炎

1 常見肝病有幾類

發生在人體肝臟部位的各種疾患統稱爲肝臟病，也可簡稱爲肝病。目前常見的肝病主要包括各種類型的病毒性肝炎、肝硬化、原發性肝癌、酒精性肝病、藥物性肝病、脂肪肝等肝病，是我國的多發病和常見病，極大地危害着人民的健康，所以，積極防治肝病是廣大醫務工作者不可推卸的責任。

了解有關肝病的常識、早日戰勝疾病，是肝病患者及其家屬的共同心願。

2 什麼樣的人易患肝炎

●小兒肝臟比成人相對較大，血供豐富，肝細胞再生能力強，但免疫系統不成熟，對入侵的肝炎病毒容易産生免疫耐受。因此，嬰幼兒感染Ｂ型、Ｃ型肝炎後容易成爲慢性帶原者。

●老年人内臟器官都會起變化，其中肝臟改變亦很明顯。首先是肝血流量減少，肝臟吸收營養、代謝物質和清除毒素的能力也相應減退，老年人的肝細胞還會出現不同程度的老化，所以，老年人也是各類肝病的易感和易發人群。

●孕婦比一般婦女更易患病毒性肝炎，其主要原因是由於妊娠後胎兒生長發育所需大量營養全靠母體供應，造成孕婦的肝臟負擔大大加重，抗病能力也隨之明顯下降。因此，孕婦較易發生肝病。通常起病急驟、預後不良，所以應早期預防、儘早發現、及時處理。

●另一大類對肝病較爲易感的人群即所謂「嗜酒者」，一般認爲每飲高濃度酒80～150克，連續5年以上即可能導致肝損

傷，長期酗酒會導致脂肪浸潤、肝細胞變性及肝功能異常，改變飲食習慣和戒掉酒癮是最好的防治方法。

●長期在外旅行食宿的人們，應警惕Ａ肝與Ｅ肝的發生，病從口入，在外用餐食具如消毒不徹底，再加上旅途勞纍，免疫功能下降，極易造成此類肝炎病毒的可乘之機，引發急性肝炎。對於因輸血及血製品傳播的Ｂ肝或Ｃ肝應盡量減少輸血機會或採取自體輸血的安全方法來預防。

３ 應了解肝炎的分期

臨床上依據肝炎患者的病理和表現，通常將肝炎分成以下四種：

（1）**急性肝炎**：根據其是否出現黃疸，又分爲急性黃疸型肝炎（較重）和急性無黃疸型肝炎兩種。

（2）**慢性肝炎**：根據臨床是否反覆發作等特點，又分爲慢性遷延性肝炎（慢遷肝）和慢性活動性肝炎（慢活肝）兩種。

（3）**重症肝炎**：根據發病經過，又分爲急性重症肝炎、亞急性重症肝炎和慢性重症肝炎三種。

（4）**淤膽性肝炎**：根據發病過程分爲急性型和慢性型兩種。

４ 肝炎病毒如何損害肝臟

病毒性肝炎是一種由肝炎病毒引起的傳染性疾病。一旦病毒進入人體以後，就會侵及肝臟，發生炎症，並出現一系列的綜合性病變。

它最主要的特點就是肝細胞的壞死，這種壞死不是局部的，而是彌漫性的。尤其在急性肝炎的發作期，幾乎整個肝臟都在發生病變，只是肝臟的不同部位病變的程度不同罷了。

肝細胞的壞死，會出現許多症狀。

●肝臟內大量的谷丙轉氨酶（GPT 或 ALT）就會因此而進入血液中，使血液裏的 GPT 和 ALT 升高。

●使肝臟製造白蛋白和凝血因子發生困難，使血液中白蛋白降低，並可能出現腹水和發生出血現象。

●使運載膽紅素的一種特殊蛋白質的合成發生障礙，或由於肝細胞充血、腫大，而使毛細膽管變窄阻塞，從而造成輸送膽紅素困難而發生黃疸。

●病毒性肝炎的病變除了肝細胞的壞死以外，還表現在肝炎病毒不斷地刺激肝細胞分裂、再生。所以，在肝炎病人的肝臟內，新生幼稚的肝細胞往往比正常人多得多，它們在一定程度上能夠補償那些壞死而消失的肝細胞。所以，有許多比較注意積極休息和適當營養的肝炎病人，在幾個月內即使沒有進行專門藥物治療也可能達到自然痊癒。但那些發病較急、病情較重的病人應及時就診就醫，以防發生慢性化的不良預後。

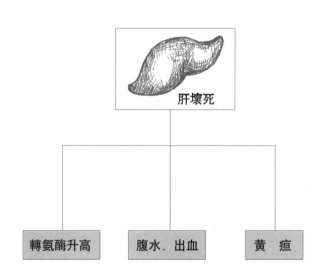

（二） 肝臟疾病的症狀

1 肝區痛不要忽視，應去醫院檢查

　　肝區痛是指右側季肋部的自發性疼痛。但是肝臟周圍鄰近器官組織很多，有肝區痛不一定就是肝炎，應從多方面去尋找原因。①固定性的書寫體位，可使肋間肌肉受壓產生局部疼痛；近期腸道病毒感染可能引起流行性痛；近期接觸水痘的年輕人突然肝區痛要注意帶狀疱疹的發生。②胸膜組織的病變有肝區痛的症狀。③肝膽疾病，特別是肝癌、膽管癌及膽石症等都會引起較強烈的陣發性肝區痛。④膈下膿腫，右腎膿腫及胰頭癌患者也有類似右季肋部疼痛的表現。有肝區痛時不要只想到肝炎，根據具體情況去請教醫生，做進一步的檢查，排除其他疾病。

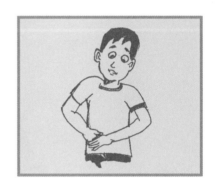

2 患了肝炎後人會感到很疲勞

　　肝臟發生病變，肝細胞製造糖和貯藏糖的能力下降，能力不足，人不能產生足夠的能量維持人體需要，就會感到疲倦乏力。肝炎病人在發生黃疸時，血液中的膽鹽就會增加，從而使體內一種叫做「膽鹼脂酶」物質的濃度下降，使人體的「神經—肌」結合功能發生變化，這種生理功能的紊亂常常是人體感到疲勞的原因。另

外，肝炎病人的脂肪代謝功能也發生障礙，使某些脂溶性維生素（如維生素 A、維生素 D、維生素 K、維生素 E 等等）不能很好地被吸收，當人體缺乏維生素 E 時，非常容易產生乏力的感覺。急性肝炎病人隨着病情好轉，這種乏力的現象會逐漸的改善，對於病程較長的病人來說，他們乏力感覺除了肝臟本身的原因外，還可能由於長期臥床，缺少運動而自覺軟弱無力，也有些病人長期悶悶不樂，憂心重重，精神狀態極差，也是造成明顯乏力的原因，所以，對於一些病情較輕的病人來說，適當地參加一些體力活動和適當的體育鍛鍊是消除乏力現象十分有效的治療辦法，隨着肝功能的恢復，精神狀態的改善，疲倦乏力的現象也會逐漸減輕。

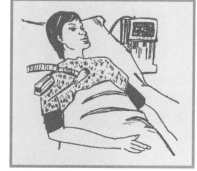

３ 厭油膩食品是肝臟功能下降的表現

　　肝炎病人中有80%左右的病人會不同程度地出現食慾減退、厭油、噁心的症狀。這種症狀在發病初期表現得尤爲明顯，有黃疸的病人比無黃疸的病人，出現這種症狀的可能性更大。往往在黃疸出現之前就表現出來了，等黃疸出現後，這些症狀反而會逐漸減輕、消失。

　　但是，有一部分病人，尤其是無黃疸肝炎病人，他們在整個發病過程中，消化道症狀不是很明顯或根本沒有出現這種症狀。這就要看肝臟病變的程度，而且每個人對這些症狀的耐受能力也不一樣。肝臟是消化系統的一個器官，肝臟病變會直接涉及到胃腸等一系列的功能，肝細胞受損，使肝臟的解毒能力降低，門靜脈血流不暢，腸功能發生紊亂，產生脹氣。

　　肝細胞受損又使膽汁分泌減少，消化能力下降，人就會感到食慾不振，如果肝細胞受損使血液中膽紅素聚積過多，嘔吐就會變得非常劇烈和頑固。經過治療，隨着肝炎病情的好轉，這些症狀也會隨之改善、消失。

4 體溫紊亂也是肝炎的表現

　　肝炎病人中有很多人會有發熱的現象，特別是急性黃疸肝炎病人，發熱的特點是熱度高（38.5℃以上）、起病急，但退熱也快，而且往往是在病人被確診以前，所以，病人在發熱時並不知道這是肝炎引起的，當被確診爲病毒性肝炎時，部分病人的熱度已經退下來了。肝炎病人有一半左右會出現低熱（37.5～38℃），主要發生在慢性肝炎病人中，這些病人常常在下午4點鐘左右，體溫升到37.5℃左右，到第二天早上又恢復正常，下午又升高，如此反覆，遷延時間可長達數月，不少病人每當情緒激動或活動量稍大時體溫也會升高。一般認爲，這種發熱現象主要是由於肝臟本身的炎症引起的，而低熱現象除了炎症的原因以外，還可能是由於長期肝功能障礙使人體整個代謝發生了改變，植物神經系統平衡失調而引起的一種生理性的低熱。

5 肝炎病人應注意防止出血

　　肝炎病人的出血現象一般出現在發病數週以後。病人在清晨刷牙和洗臉時往往會發現牙齦出血或鼻子出血，有時吃東西也會發現食物上留下一絲血痕。這種現象在遷延性和慢性肝炎病人中特別普遍，重症肝炎病人的出血現象就更嚴重。據統計，有出血現象的病人幾乎達到100％。出血現象除了鼻子、牙齦和皮膚出現瘀斑以外，更嚴重的還有嘔血或便出柏油樣糞便，女病人還可能出現月經過多等現象。出現這種現象的最主要原因是由於肝細胞受損傷後，肝臟産生凝血因子的能力降低，人體的凝血功能發生障

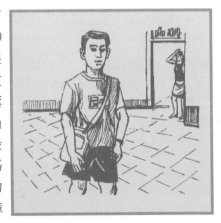

礙。另外，肝炎病人毛細血管的脆性增加也容易出血，重症肝炎病人還可能發生彌散性血管內凝血，先使毛細血管阻塞，繼而發生出血現象，這是一種比較嚴重的出血現象，應該引起重視。

肝硬化病人由於門靜脈高壓引起食道靜脈或胃底靜脈破裂而大出血的現象也不少見。對於一般肝炎的出血現象可以服用維生素C、維生素K及其他止血藥物，重症肝炎病人如果發生大量出血會使病情惡化，必須及時搶救。

6 手掌變紅，胸面部出現紅色斑點，應懷疑肝臟有病變

在慢性肝炎和肝硬化的病人中經常發現在臉部、頸部、手部有一種形態很像蜘蛛網樣的痣，痣的中心是一個小紅點，周圍放射出許多細小的紅絲，整個直徑約0.2～2公分，這種痣稱爲蜘蛛痣，少數病人也可能發生在口、唇、耳等部位。出現蜘蛛痣的數因人而異，有些病人只有幾個，有些病人可多達幾百個。肝斑是指有些肝炎病人手掌邊緣常常出現許多紅色的斑點或紅白相間毫無規律的斑塊，有時候不僅手掌有，而且腳底也有。如果對這種斑點或斑塊加壓，可以使壓迫區的這些點和塊消失，變得蒼白。

肝炎病人發生這種現象的原因主要是體內雌性激素過多而引起，人體內過量的雌性激素，主要是在肝內由氧化作用被破壞。當肝功能發生障礙時，過量的雌性激素就不能被破壞，使末梢小動脈的舒張作用過分地增強。這樣就會使中心小動脈向四周放射出許多細小的血管，形成了蜘蛛痣和肝斑的現象。蜘蛛痣和肝斑的出現，在一定程度上可以作爲肝炎發展成慢性或硬化的證據之一，但許多其他能引起末梢小動脈舒張作用增強的疾病也可能出現這種現象，如類風濕性關節炎、營養不良等。長期飲酒的人，甚至有些正常人都有可能出現蜘蛛痣和肝斑現象。

7 肝炎病人尤要注意血糖值，避免併發糖尿病

少部分慢性肝病如肝硬化、中毒性肝炎、脂肪肝或肝癌患

者，在空腹、禁食、延遲進食或肌肉劇烈運動時，會發生噁心、心悸、多汗、面色蒼白等低血糖症狀，重症肝病患者更爲多見。肝臟對維持血糖穩定有重要作用，當血糖降低時，肝糖原分解使血糖回升，肝病使這種調血糖的功能降低，就可能引起低血糖。慢性肝病引起低血糖的原因有多種：①由於肝實質細胞的嚴重廣泛破壞，引起肝糖原的儲備不足。②糖原再生能力減弱，以致肝的代償功能下降，空腹時容易發生低血糖。③有關肝臟糖原代謝的酶功能異常或不足，影響肝糖原的分解。

　　有上述症狀的肝病患者就應住院，積極治療原有肝病，平時多吃一些高碳水化合物的飲食，如發生的時間有一定規律，則可在餐前食用甜食，以防低血糖的發生。因爲慢性肝炎或肝硬化而引起的糖代謝紊亂，加上環境因素，病毒、化學因素引起自身免疫反應異常，最終導致胰腺中胰島B細胞功能失調，臨床上出現尿糖，空腹血糖增高而繼發於肝實質損害，而發生的糖尿病稱爲肝源性糖尿病或肝性糖尿病，肝炎併發糖尿病的發病率爲5%～10%，肝硬化引起糖尿病的發病率可達30%～40%。胰島素敏感性降低是肝源性糖尿病及慢性肝病患者葡萄糖耐量異常的主要原因。

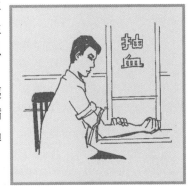

　　另外，肝炎病毒也可能影響胰腺的内分泌功能，病人在治療肝病過程中吃糖過多或輸入葡萄糖過量，造成胰島細胞長期負擔過重，發生功能障礙也會引發糖尿病。

⑧ 肝炎患者要注意併發消化性潰瘍

　　慢性肝病與消化性潰瘍都是十分常見的疾病，過去認爲兩者同時發生機會並不多。近年來，隨着纖維胃鏡檢查的開展發現兩者合併發生非少見，合併發生率約17%～30%，顯著高於一般人群，具有一定的特殊性，故有人稱之爲「肝源性潰瘍病」。慢性

肝病爲什麼易合併發生消化性潰瘍呢？據研究，與慢性肝病本身特點有關，國內許多學者認爲，在門靜脈高壓症時，常伴有高胃泌素血症，會强烈刺激胃酸分泌，此外，血胃泌素持續升高，可使幽門括約肌張力降低，十二指腸液易倒流入胃，其中膽酸、溶血性卵磷脂、胰酶可以損害胃黏膜屏障，這都可導致消化性潰瘍。在門靜脈高壓症患者中，胃腸黏膜有瘀血性循環障礙，血管壁通透性增加，胃腸黏膜下廣泛胃腸粘膜供血不足，組織缺氧，使胃黏膜防禦功能削弱，修復能力降低，易導致潰瘍。肝功能受損時，人體對各種因素抵抗力下降，易發生幽門螺旋菌感染。

以上因素都易使消化道發生潰瘍。慢性肝病併發消化性潰瘍多見於男性，臨床症狀多數不典型，以腹脹、上腹不適、食慾減退爲主，劍突下疼痛不明顯，也無明顯節律性，易被慢性肝病原有的症狀所掩蓋而誤診。易發生出血、幽門梗阻及穿孔等嚴重併發症。因此，肝病病人應避免吃粗糙不易消化、過硬、過熱飲食，避免吸烟、飲酒及刺激性飲料，避免飲過夜茶、咖啡，避免服用對胃黏膜有刺激的藥物和消炎痛、阿司匹林、布洛芬等，以免加重與促進消化性潰瘍發生。

⑨ 肝炎對腎臟有影響

B肝病毒侵入人體後，不僅會在肝細胞內復製，引起B型肝炎，它還會產生免疫復合物並聚積在腎組織內，致使腎小球基底膜發生病變。腎小球遭到破壞，自然會影響原尿的過濾功能，從而出現一系列腎炎症狀。輕者有眼瞼浮腫、腰酸痛、周身乏力、尿黃、尿少等；重者出現高血壓、血尿、肢體水腫；腎功能嚴重受損者會出現少尿或無尿，最後常因尿毒症而危及病人的生命。

怎樣知道是否患了B肝病毒性相關性腎炎呢？當發現自己有以下症狀便可確診，化驗尿發現有大量紅細胞、蛋白和管型；24小時尿液中蛋白達 3.5 以上；空腹血化驗血清 B 肝病毒表面抗原或e抗原呈現陽性，或用敏感的多酶鏈檢查B肝病毒感染爲陽性反應；進行腎組織活檢，發現膜增殖性腎炎；或人血中找到 HbsAg 、 HbeAg 、 HbcAg 以及其相對的抗體。

（三）遠離肝炎

1 日常生活能否被傳染肝炎

日常生活中，一般的接觸，例如會談、握手、同事間共事、辦公、甚至用餐等並不易感染上B肝，只有具備以下兩方面條件，才可能成爲B肝患者；一方面是客觀條件，如母嬰垂直傳播或有接觸不潔血液、血液製品機會；另一方面是主觀條件使自己成爲B肝高危人群中的一員，如不良的生活習慣等。

即使是這樣，也不一定感染B肝病毒而發病，最終還要取決於身體免疫能力，當機體免疫力處於紊亂狀態時，就會給B肝病毒造成可乘之機。

2 如何防止肝炎傳播

病毒性肝炎特性之一是具有傳染性，有可能由日常生活接觸進行傳播，但是，如果人們了解了肝炎病毒的傳播途徑，掌握了預防的有效方法，在日常生活中就可以做到盡量減少病毒性肝炎的發生，那麼，在我們日常生活中應該注意哪些方面呢？

①注意雙手清潔，養成飯前便後用肥皂和清水認真洗手的好習慣，因爲在消化道傳染途徑（如A肝、E肝等）中，手是最重要的一個環節。

②在生活中盡量不在衛生條件較差的攤店就餐，因用水或洗碗條件較差，洗刷消毒不徹底，極易造成肝炎病毒的傳播。

③食用污水裏養殖的泥蚶、牡蠣等水生貝類動物，有被傳染上肝炎的危險。這是由於河湖及近海都會受到含有肝炎病毒的大便的污染，肝炎病毒會被這些軟體動物食入體內。當人們生食這些軟體動物或只用開水「燙」一下就吃，病毒未完全殺死，就有可能被傳染上肝炎，所以要養成不生食水產品的習慣，生食蔬菜也要盡量洗淨，以減少A肝的傳染。

④公共場所是人員繁雜、聚集的地方，公共汽車上的扶手、座椅、電影院、遊樂場所的座椅也是「衆人扶、萬人坐」，爲肝炎的傳播創造了條件，因此，乘車後或外出回到家應及時用肥皂洗兩遍手，除去肝炎病毒傳播的隱患。

肝炎病毒的感染與否和個人的免疫功能、機體狀況是密切相關的。免疫力功能越強越不易受各種傳染病的侵襲，所以，人們要增強體質，加強鍛鍊，注意飲食調養和生活規律性，勞逸結合，不要酗酒和過分勞纍，保持旺盛的精力和强健的體魄，這是預防肝炎的根本措施。

𝟹 飲酒會導致酒精性肝炎

肝臟是酒精代謝的主要場所，酒精性肝病即由長期過度飲酒所導致的肝臟疾病，包括脂肪肝、肝炎、肝纖維化及肝硬化，主要由乙醇本身及其代謝物乙醛對肝臟的毒性作用所致，脂肪肝在酒精性肝病中最爲常見。

在西方國家，酒精性肝病是常見病、多發病，是青、中年人死亡的主要原因之一。在美國，肝硬化在疾病死因中占第九位，而其中 50% 與酒精有關。

國外曾有學者報導，酒精性肝炎的 5 年存活率爲 60%，較任何一種惡性腫瘤的存活率均低，其危害性可見一斑。相對而言，目前我國的酒精性肝病發病率較低，這與種族及生活習俗的不同也有一定的關係。

𝟺 藥物也會引起肝損傷

肝臟在藥物代謝中起重要的作用，人們所服用的藥物大多數是在肝臟中經過氧化而清除的。因而，一方面肝臟可以影響藥物在人體內的代謝過程，並且可影響療效和引起不良後果；另一方面，由於藥物本身或其代謝物對肝臟的不良作用，會造成肝臟的損害和病變。藥物性肝病，顧名思義，就是藥物因素導致的肝臟

病變。

　　藥物性肝病的臨床表現和變化很大，一般可分爲急性和慢性兩類。急性藥物性肝病包括急性肝炎型、肝內膽汁淤積型、肝細胞腫脹型和混合型等。臨床可以肝病表現爲主，或伴有較多的肝外表現。慢性藥物性肝病的種類較多，一般臨床容易發現。若能早期發現，停藥後病變常可逆轉。有些慢性蘊含物損傷，是臨床醫生需要注意的地方，當然患

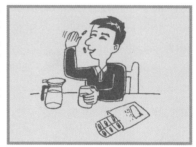

者自身也不例外。需要了解的是，藥物肝臟的代謝作用如何，尚受年齡、性別、營養狀態、饑餓、妊娠 、內分泌等因素的影響，這也是個體之間藥效和不良反應出現差異的原因。

5 肝炎病人應怎樣休息

　　肝炎至今無特效藥，合理的休息從某種意義上講勝過藥物治療。在肝炎急性期及慢性肝炎活動期，特別是在黃疸出現和血清轉氨酶猛升的階段，正是大量肝細胞腫脹壞死的關鍵時刻，此時休息原則以靜以主。每日除飲食、漱洗、二便外均應臥床休息。

　　實驗證明，人體在臥床與站立時肝臟中血液量有明顯差別，臥床時出入肝臟的血比站立時至少多40%。此時平臥靜養等於自我輸血。只要早期臥床休息的時間足夠，肝病後遺症就會減少，臥床的時間應根據症狀、黃疸、肝臟大小及肝功能檢查結果等情況來決定。

　　起床活動可從扶床站立開始，到靠椅背靜坐、倚窗賞景、室內散步、沐浴、做操、練氣功及打太極拳等逐步進行，以增強體力。遷延型恢復期或慢性非活動期的肝炎患者，則除飯後或晚上睡覺之外不必臥床休息。可以負擔部分體力部分輕的工作，但要注意動靜結合，適度運動。每個人可根據自己的年齡、體質、職業、疾病的輕重不同，摸索出對自己適度的運動量。

總的原則是運動量的增加以不纍爲度，每次活動以自覺微微出汗爲度。運動後如果食慾好轉，身心愉快，乏力減輕，肝功能改善，則可在此基礎上量力而行地加大活動量。只要循序漸進地積極休息，無疑會促進肝炎順利康復。

　　有的肝炎恢復期患者，總怕肝炎復發，過於長期臥床，反而有礙新陳代謝，促進肝細胞脂肪變性，延遲肝功能的恢復。另外，實踐證明，每餐飯後向左側臥半小時，中午保證1小時午睡的肝炎患者比飯後百步走的患者康復快，住院時間短，原因是餐後定時注意體位休息的方法有利於食物消化吸收和利用，保證肝臟獲得更多的血供和營養。

6 慢性肝炎病人如何做好家庭調養

　　慢性肝炎病人病程較長，有時久治不癒，有時經常反覆。爲了使這些患者減輕症狀，防止肝病進展，提高生活質量，出院後的自我調養是相當重要的。

　　●正確對待疾病，保持心情舒暢，樹立戰勝疾病的信心。中醫認爲「怒傷肝」，因此，待人處事要胸懷寬廣，保持樂觀情緒，有利於身體恢復健康。

　　●預防各種感染：慢性肝病患者機體免疫功能低下，在病中或病後極易被各種致病因子感染，如感冒、支氣管、肺炎、泌尿系感染、皮膚感染等。這樣會使已恢復或靜止的病情再度活動和變化，要根據氣候溫度增減衣服，注意起居及個人衛生。

　　●適當休息，動靜結合：恢復期不一定絕對臥床，對於散步、打太極拳、輕度家務勞動可以量力參加，以不疲勞爲度。

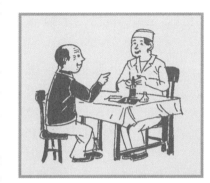

　　●在醫生指導下用藥：慢性肝炎病人不要隨便用藥，特

別是不要用藥過多。因爲許多藥物都要經過肝臟代謝，會加重肝臟負擔，應儘可能少用藥，以達到保護肝臟的目的。特別要少用對肝臟有害的藥物，如巴比妥類安眠藥等。

●定期復查肝功能：一般急性肝炎，一個月左右復查一次肝功能。慢性肝炎、肝硬化視情況1～3個月復查一次肝功能，3～6個月復查一次病毒指標，每年最少做一次肝、膽B超檢查，查一次胎甲球。如出現乏力、食慾不振、尿黃、尿少，可隨時去醫院復查。

7 如何防止慢性肝炎復發

臨床研究發現引起肝病復發主要有如下因素：

●因勞纍而復發。約有3／4的患者因過勞（包括體力與腦力兩方面的因素）而使肝功能反覆，如過多奔走、熬夜、精神緊張、情緒波動以及房事所傷之類。

●因飲食不調而復發。慢性肝炎患者飲食以清淡有營養的食物爲主，避免厚味、內熱瘀積、脾胃受戕，發生病情反覆。特別由於飲酒而使肝功能復發的患者最多，酒在肝內氧化，會直接損害肝細胞，因此肝炎患者應禁酒。

●因藥物而復發。慢性肝炎患者因求癒心切，往往服用過多所謂保肝藥，這樣不但不利於肝病，反造成肝臟負擔過重而影響肝功能的恢復。

●因變更環境而復發。最常見的是某些患者在肝功能剛剛穩定或基本穩定時，就出差、旅行，因生活條件、水土環境的變更，造成機體內環境的某些變化而出現肝功能反覆。

●因季節更迭而復發。國內有人觀察了四季慢性肝炎肝功能的波動情況，其結果爲：春季波動者占22.94%，夏季占23.85%，秋季占9.17%，冬季占18.34%。以春、夏兩季波動比例爲最高。

●因患其他疾病而復發。慢性肝炎患者也常常因感冒、腹瀉、氣悶、失血而導致肝功波動。因此慢性肝炎患者一定要注意冷暖，保養脾胃，調理情態，謹慎起居，盡量避免患其他疾病而

造成肝功能的波動。

 慢性肝炎的治療方法

慢性病毒性肝炎的治療原則：強調三分藥治，七分調理，有戰勝疾病的意志，保持精神愉快，生活有規律，注意合理安排飲食，防止過度營養引起肥胖。

治療慢性肝炎多採用：

●抗病毒治療：如應用干擾素，阿糖腺苷、克毒星、苦參等。

●免疫調整療法：免疫調整劑主要有胸腺肽、免疫核糖核酸和白細胞介素Ⅱ等。

●保肝降酶治療常用的有強力寧，益肝靈等。

●活躍微循環和活血化瘀治療多用復方丹參注射液、川芎注射液和肝素等藥物。

●抗肝纖維化，可應用心肝寶，強力寧等。

●促進肝細胞再生如促肝細胞生長素等。在應用藥物時一定要在醫生指導下進行。

懷孕婦女易發生肝臟損傷，尤其是妊娠末期

妊娠期間，孕婦的肝臟負擔明顯加重，為供給胎兒的生長發育，新陳代謝的明顯增加。此時期對肝炎病毒的抵抗力較差，較易感染病毒性肝炎。據統計，孕婦發病率比未孕婦女高5～6倍，對已患肝炎的孕婦，妊娠容易使原有的肝病加重，尤其是在妊娠晚期，若再合併妊娠高血壓綜合徵，全身小動脈痙攣，肝臟會出現缺血性損害，易發展成重型肝炎。分娩過程的體力消耗和出血，損傷均會加重肝臟損害，可促使已有病變的肝發生壞死。所以，肝炎患者妊娠晚期發展成為急性或亞急性肝壞死及暴發型肝炎的比例有所增加。分娩後，較易轉為慢性肝炎。肝炎一旦發生於妊娠期，對孕婦及胎兒出現如下影響：

①可加重妊娠反應，噁心嘔吐加劇，嚴重影響進食。

②由於維生素缺乏，常發生口角炎、舌炎或將肝炎的胃腸道症狀誤認爲妊娠反應而耽誤病情。

③孕晚期患肝炎時，妊娠高血壓綜合徵發生機會增多，達30%～40%。出現高血壓、蛋白尿、水腫，嚴重者會發生抽搐、腦血管意外。

④肝臟是合成凝血因子的場所，由於病毒性肝炎引起凝血因子合成障礙，分娩時易發生產後出血，發生率高達10%以上。

⑤妊娠早期患病毒性肝炎時，胎兒的畸形發生率增加兩倍。

⑥妊娠晚期患病時，早產的發生率及圍產兒死亡率明顯增加。因病毒可能經胎盤感染胎兒，易發生流產、早產、死胎及新生兒死亡。因此，妊娠期婦女一定要做好預防保健，盡力避免感染各型肝炎，確保母兒的安全。

10 肝炎患者懷孕尤應注意

假如不幸在妊娠期傳染上肝炎或在肝炎病程中懷孕應注意以下幾方面：

①要定期復查肝功能及相關指標，密切觀察肝病有無加重的跡象。

②加強孕期保健，包括自我保健和定期產前檢查，及時發現有無胎兒異常和產科異常情況，有無併發症發生，如妊娠高血壓綜合徵、貧血等。

③注意休息，生活要有規律，避免過重的體力勞動。

④注意飲食營養，合理調整飲食結構，進食低脂、高蛋白、高維生素飲食。多食粗糧，少食精米精麵，多吃新鮮蔬菜、水果、豆類、花生、芝麻醬、魚、肉、蛋、奶等。不要盲目進補，食量要適當，避免體重增加過快過多。

⑤忌吸烟、飲酒、濃茶及咖啡。

⑥在醫生的指導下服用保肝藥，出現疲乏、無力、食慾減退、尿色加深、鞏膜變黃及發熱等不適及時就診。

四 肝炎患者飲食調理

1 肝炎患者的飲食調養原則

肝炎患者營養治療總的目的要求是避免肝臟的負擔與傷害，促進肝臟組織的再生，防止肝臟發生永久性損傷，促進肝臟功能的恢復。同時，由飲食調養促進肝臟代謝，改善肝臟營養，提高免疫功能，以及解除某些症狀。

飲食調養的方法應根據不同的病人採取個體化方案，根據不同的病期選用不同的營養計劃。

●肝炎急性期，病人一般以清淡飲食爲宜，如果食慾尚可，則不應嚴格控制飲食，適當吃些營養價值高的食物，熱量以能維持營養爲度。如果病人噁心、嘔吐比較嚴重，胃口不好，可短期內限制飲食，以減輕胃腸負擔，有利於消化功能的改善，在限制飲食的同時，應適當補充葡萄糖、生理鹽水、維生素，如嘔吐不明顯，可吃些食糖，既可提供熱量，又可促進肝糖原的合成，促進受損肝細胞的修復和再生。

●慢性肝炎，特別是有肝硬化傾向的病人，應該以高蛋白質飲食爲宜，並保證足夠的糖類和維生素，適當限制動物脂肪的攝入。脂肪過多，會加重肝臟負擔，並引起肝臟脂肪浸潤。

●重症肝炎，要嚴格控制蛋白質的攝入量，避免因肝臟蛋白質代謝發生障礙，氨產生過多而引起血氨增加，誘發肝昏迷。

●肝炎病人要忌酒，少食辣椒等刺激性食物，腹脹嚴重者，要少吃紅薯等產氣食物，浮腫或腹水時，飲食應以低鹽爲原則或無渣、無刺激性的食物爲主，防止因飲食不慎而傷及消化道引起大出血。

除了針對肝炎的對症治療之外，營養治療也是治療肝炎的一個重要方面。爲保護、修復肝細胞，增強其再生能力，應補充足

够的營養，補充優質蛋白質、維生素及碳水化合物，促進肝糖原的形成，預防腹水的發生。飲食調養得當，能够促進膽汁分泌，改善臨床症狀，幫助肝臟恢復功能。

2 肝炎病人如何注意四季的飲食調養

春夏秋冬，寒凉温熱，不同的季節有着不同的特點，飲食隨之也會有不同的要求。

●冬季，天氣寒冷，是飲食進補的最佳時機，選用適合冬季特點的膳食，對肝病患者的吸收和利用是非常有利的。畜禽此時正屬肥滿之期，畏寒怕冷的肝病患者可適當多食用一些羊肉、鷄肉；肝病有熱者宜多吃些鴨肉、甲魚、鰻魚等，忌生冷食物。但可多食用各種水果、蔬菜，如蘿蔔、青菜等，同時可考慮服用適量滋補品。

●春季，大地回暖，萬物萌生，人體毛孔放鬆，可選用辛甘之品助春陽。膳食中除選用肉、乳、蛋類外，應多選用韭菜、蒜黄，這兩種菜具有散滯導、補中益肝的作用；金花菜能清脾胃、利大腸、降膽固醇；豌豆苗對防治脂肪肝非常有效，慢性肝炎、早期肝硬化患者應多吃鯽魚，對消腫利水、補虛保肝非常有利。脂肪肝患者可食用竹筍，竹筍有降脂減肥的功效。春分之後，肝病患者應忌食大熱大辛之品。

●夏季，天氣炎熱，可選用清淡性凉之品，清肝熱，除濕温，飲食以湯、粥、凉拌菜爲多。冬瓜利水，主要用於肝硬化腹水的膳食。小紅豆用於治療急性傳染性黄疸性肝炎和肝硬化腹水。

●秋季氣候乾燥，應選用清熱潤燥，滋陰潤燥之品，海參補腎益精，養血潤燥，主要用於肝病的精血虧損證和膳食預防治療。淡菜補肝腎，益精血，用於虛癆贏瘦之證。

●肝病患者根據季節不同而調節飲食，這對於肝臟恢復人體保健非常重要，千萬不要忽視。

3 肝炎病人不宜吃的食品

對於肝病患者來說，營養豐富的食物能够幫助肝細胞修復，但有些食物則不宜多吃，要掌握其量，吃多了反而會影響肝病的康復。下面列舉幾例供患者參考。

●巧克力、糖及各種甜食，一日之內不宜多吃，吃得過多會使胃腸道的酶分泌發生障礙，影響肝臟對脂肪的貯存，促進脂肪肝的發生。

●少食用葵花籽，葵花籽中含有不飽和脂肪酸，多吃會消耗體內大量的膽鹼，使脂肪較易積聚肝臟，影響肝細胞的功能。

●松花蛋含有一定量的鉛，鉛在人體內能取代鈣質，經常食用松花蛋會使鈣質缺乏和骨質疏鬆，還會引起鉛中毒。

●味精是調味佳品，肝病患者一次用量較多或經常超量使用，可出現短暫頭痛、心慌甚至噁心等症狀。

●泡麵、香腸和罐頭食品常含有對人體不利的食品色素與防腐劑等，經常食用會增加肝臟代謝和解毒功能的負擔。

另外，各種腌製食品鹽分太高，肝病患者吃多了易影響水、鈉代謝，對失代償期的肝硬化患者則應禁忌。

●對於肝病患者來說，應講究科學的合理的飲食，不利於肝功能恢復的食品一定要少吃或不吃。

4 兒童病毒性肝炎的飲食調養

兒童患病毒性肝炎後，其飲食調養極爲重要。供給的營養物質不僅要滿足治療病毒性肝炎的需要，而且還要滿足自身身體生長發育的需要。兒童的肝細胞發育不全。免疫功能尚不完善，對蛋白質、酶、糖等物質的代謝功能也差。因此，兒童患了病毒性肝炎後更需要合理的飲食調養，應注意以下幾點：

●給予高蛋白飲食。患病毒性肝炎時，肝臟受到嚴重損害，需新補充足量的蛋白質來加强肝細胞的再生與恢復。但過多的蛋白質會加重肝臟的負擔，對肝臟的恢復也不利。一般情況下，每

日每千克體重供給優質蛋白 2~3 克爲宜。

●供給適量脂肪。肝病患兒急性期膽汁分泌減少，臨床表現有食慾不振、噁心、嘔吐、厭油等消化道症狀。因此，要限制脂肪的攝入量，每日脂肪供給以 50 克左右爲宜。

●適量的碳水化合物。碳水化合物能够合成肝糖原，對受損的肝臟的保護作用，在急性期應供給高碳水化合物飲食，占全日總量的 60% 左右，恢復期可恢復正常量。

●注意補充鈣、鋅、鐵等微量元素，幫助肝功能的恢復。

●還要注意讓患兒少食多餐，以減輕胃腸道的負擔，每日可吃 4~5 餐。

5 肝炎恢復期病人的飲食

肝炎恢復期特點之一，爲肝細胞的再生和修復，在飲食中應注意蛋白質供應要充足；同時糖對肝臟有着一定的保護作用，因此，肝炎恢復期病人可在給予普通飲食的基礎上，適當增加一些糖的攝入。但矛盾的是肝炎恢復期病人，消化功能很差，如食入過多往往不能很好地消化，特別是蛋白質在腸道發生腐敗，腐敗的分解產物由腸道吸收到肝臟，反而會加重胃腸道和肝臟的負擔，引起腹瀉，大便次數增多，不利於患者的恢復。

如營養過剩，再加上活動量小，部分患者的體重在短期內迅速增加，可能造成肥胖。個別患者由於過多的脂肪在肝臟中大量堆積而發生脂肪肝。長期過量食用糖類，會使胰島長期負擔過重，還可能發生糖尿病。因此，合理地安排肝炎恢復期病人的飲食是很重要的。

主要是根據患者症狀和消化功能而定，盡量減少不必要的額外食品。而且要使飲食品內容和烹調技術儘可能適應個體需要。最重要的是要保持旺盛的食慾，科學地把飲食熱量控制在 7524 ~9196 千焦之間。根據自己的食量，把家常食品和我國豐富多彩的藥膳進行搭配食用，每餐吃到八分飽爲宜。

6 滋補品對肝炎治療是否有用

　　肝炎患者進食滋補品要遵循一定的原則，即根據不同的人和不同的病期而定。肝炎急性期或慢性肝炎急性發作時，不宜過分增加營養，更不宜進補。如果在肝炎恢復期、穩定期和肝硬化患者，因正氣虛損，可以適當進食滋補品。進補根據食物種類分於「藥補」與「食補」兩種。藥補是選用人參、黃芪、靈芝之類的補益中藥，根據病情、病程、病期而製定不同的滋補藥。食補是指肝病患者宜經常食用的滋補食品，如魚、肉、蛋及豆製品，香菇、木耳、蘑菇等。

　　不論是藥補還是食補，進補的時間長短和量根據病人的反映和客觀指標，如進食後出現腹脹、納呆、胸脘痞悶的感覺，應停止服用，並檢查肝功能。

7 重症肝炎患者的營養要求

　　重症肝炎的主要表現是肝功能迅速衰竭，常發展成為多器官衰竭綜合徵。目前我國一般採用綜合治療。飲食調養作為治療一部分十分重要。飲食調養中應注意：

　　●提供富含多種維生素、特別是維生素 C 的食物，以利解毒。由於在低蛋白飲食中，常常會出現鈣、鐵等無機鹽和維生素 B_2、維生素K的缺乏，所以，除了飲食提供之外，還應服用一些維生素制劑加以補充。

　　●對食鹽與水的供給量，要根據有無腹水和水腫而定；伴有腹水或水腫的，給予低鹽或無鹽飲食，並需限制液體攝入量。

　　●及時補充缺乏的微量元素，肝功能衰竭時，肝內的鋅、銅含量降低，可能是肝性昏迷的主要原因之一。因此，飲食治療時就適量增加鋅、銅的含量。

　　●飲食要少量多餐。昏迷前驅期，宜選用極易消化的低蛋白、低脂肪、適量碳水化合物的少渣半流質或流質飲食；已經昏迷的病人可用鼻飼流食。

對於重症肝患者，因病情較重，病情變化快，飲食治療應根據病情進展情況及時調整，應在醫生指導下進行。

 ## 8 肝硬化的飲食原則

肝硬化係一種慢性疾病，飲食調整在肝硬化治療中占有重要的地位，合理的飲食目的是促使肝細胞再生，防止肝細胞變性的發展，改善肝臟的血液循環和肝硬化的症狀。增強機體抗病能力。

●肝硬化病宜採用少量多餐的飲食原則。

●食物應細軟，少刺激。重者應採用軟食或半流質飲食。

●限制液體的攝入量，每日液體的攝入量以不超過2000毫升為宜。

●肝硬化有腹水時，應限制食鹽的攝入量，根據病情給予無鹽、少鹽或低鈉飲食（每日食鹽最低為3克，每日含鈉總量不高於500毫克）。

●食道、胃底靜脈曲張的患者應嚴格控制不食生、冷、硬、辣等刺激性食物，也不要食用含有魚刺的食物，以免這些食物刺激消化道引起靜脈破裂出血，同時，因油炸食品含有過量的鋁，會影響肝細胞的修，所以肝硬化患者也最好少食或不食。

●肝硬化患者應食用富含多種維生素的食品，及時補充維生素 C、維生素 A 及維生素 K。

●對脂肪的要求，對於膽汁性肝硬化患者來說，則應採用低脂肪、低膽固醇的飲食。每日提供的脂肪應控制在 40～50 克。

●對蛋白質的要求，每日供給蛋白質100～120克，如果飲食中所含的蛋白質較多時，供給量可適當減少，每日每千克體重不低於 1 克。

●絕對禁酒。

五 肝炎藥膳中常見藥物

1 青 皮

性味歸經：味苦辛，性微溫。歸肝、膽經。

功能主治：疏肝破氣，散結消痰。治胸脅胃脘疼痛，疝氣，食積，乳腫，乳核，久瘧癖塊。在肝病中主要適用於肝鬱氣滯之證。具有促進膽汁分泌、保肝作用。

2 陳 皮

性味歸經：味辛苦，性溫。入脾、肺經。

功能主治：理氣，調中，燥濕，化痰。治胸腹脹滿，不思飲食，嘔吐噦逆，咳嗽痰多，亦解魚、蟹毒。在肝病治療中，本品主要適用於脾虛氣滯及脾虛濕阻之證。

3 茵 陳

性味歸經： 味苦辛，性涼。入肝、脾、膽、胃。

功能主治： 清熱利濕。治濕熱黃疸，小便不利，風癢瘡疥。本品廣泛用於各型肝病，具有保肝、利膽、抗菌、降壓作用。

4 白 芍

性味歸經：味苦酸，性涼。入肝、脾經。

功能主治：養血柔肝，緩中止痛，斂陰收汗。治胸腹脅肋疼痛，瀉痢腹痛，自汗盜汗，陰虛發熱，月經不調，崩漏，帶下。

本品治肝病，主要取其滋陰養血斂陰、平肝柔肝緩急止痛之功。

5 赤 芍

性味歸經： 味酸苦，性微寒。入肝、脾經。

功能主治： 行瘀、止痛、涼血、消腫。治瘀滯經閉，症瘕積聚，腹痛，脅痛，衄血，血痢，腸風下血，目赤，癰腫。本品用於治肝病，主要用於有血熱及瘀血之證，對抗肝纖維化有一定作用。

6 丹 參

性味歸經： 味苦，性微溫。入心、肝經。

功能主治： 活血化瘀，安神寧心，排膿，止痛。治心絞痛，月經不調，痛經，經閉，血崩帶下，症瘕，積聚，瘀血腹痛，骨節疼痛，驚悸不眠，惡瘡腫毒。本品用於療治B肝，主要適用於急、慢性B型肝炎血熱血瘀證者。本品所含丹參酮、維生素E能減輕消除肝實質炎症，幫助肝臟恢復解毒功能，減輕肝細胞損壞。

7 菊 花

性味歸經： 味甘苦，性涼。入肺、肝經。

功能主治： 疏風、清熱、明目、解毒。治頭痛、眩暈、目赤、心胸煩熱、疔瘡、腫毒。

8 當 歸

性味歸經： 味甘辛，性溫。入心、肝、脾經。

功能主治： 補血和血，調經止痛，潤燥滑腸。治月經不調，經閉腹痛，症瘕積聚，崩漏；血虛頭痛，眩暈，腸燥便難，赤痢後重；癰疽瘡瘍，跌打損傷等。本品治肝病，主要取其補血活血之功，適用於氣血虛弱及有瘀血之證。本品所含揮發油和多種維

生素，可調節人體免疫力，保肝解毒。

9 地 龍

性味歸經： 味鹹，性寒。入肝、脾、肺經。

功能主治： 清熱、平肝、止喘、通絡，治高熱狂燥，驚風抽搐，風熱頭痛，目赤，中風半身不遂，喘息，喉痹，瘰癧，疔腮，瘡瘍。

10 決明子

性味歸經： 味苦甘，性涼。入肝、腎經。

功能主治： 清肝、明目、利水、通便。治風熱赤眼，青盲，雀目，高血壓，肝火，肝硬化腹水，習慣性便秘。本品含有大黃酚、大黃素等，有明顯降低血清膽固醇、增強免疫、抗菌作用。

11 枸杞子

性味歸經： 味甘，性平。入肝、腎經。

功能主治： 滋腎、潤肺、補肝、明目。治肝腎陰虧，腰膝酸軟，頭暈，目眩，目昏多淚，虛勞咳嗽，消渴，遺精。本品爲補益聖藥，可顯著增強免疫功能，保肝降血糖，促進肝細胞生長。

12 五味子

性味歸經：味酸甘，性温。入肺、心、腎經。

功能主治：斂肺，滋腎，生津，收汗，澀精。治肺虛喘咳，口乾作渴，自汗，盜汗，勞傷羸瘦，夢遺滑精，久瀉久痢。本品用於治療肝病，主要取其益氣生津，滋腎固本之功。更兼在近代研究中發現其有降谷丙轉氨酶的作用，適用於肝腎陰虧：氣血不足、脾腎陽虛等證。本品含有大黃素、卵磷脂等，具有保肝、降低轉氨酶作

用，能促進膽汁分泌，增強機體對非特異性刺激的防禦能力。

13 薏苡仁

性味歸經： 味甘淡，性微寒。入脾、肺、胃經。

功能主治： 健脾，補肺，清熱，利濕。用於小便不利，水腫，脚氣，肝硬化腹水症。薏苡仁有多種營養物質，能增強人體免疫功能，可抗腫瘤、抗病毒，調節人體內分泌。

14 玉 竹

性味歸經： 味甘，性平。入肺、胃經。

功能主治： 養陰，潤燥，除煩，止渴。治咳嗽煩渴，虛勞發熱，消穀善饑，小便頻數。本品用於肝病的熱熾陰傷及肝腎陰虧之證。本品含蘭舌貳，鈴蘭貳，山萘酚貳，槲皮醇貳，維生素A，澱粉及黏液質等。具有免疫調節作用，能調動機體免疫力，增強網狀內皮系統的吞噬功能，並有抗噬菌體作用。

15 冬蟲夏草

性味歸經：味甘，性溫。入肺、腎二經。

功能主治：補虛損，益精氣，止咳化痰。治痰飲咳喘，虛喘，癆嗽，咯血，自汗盜汗，陽痿遺精，腰膝酸軟，病後久虛不復。本品用治肝病，主要適用於慢性乙型肝炎脾腎陽虛者。本品爲一種免疫增強劑，對免疫器官有保護作用。

16 百 合

性味歸經：味甘，微苦，性平。入心、肺經。

功能主治：清心安神，潤肺止咳。治熱病後餘熱未清、虛煩驚悸、神志恍惚；脚氣浮腫。肺癆久嗽，咳唾痰血。本品適宜於

心肝陰虛有熱的肝病者。

17 馬鞭草

性味歸經：味苦，性涼。入肝、脾經。

功能主治：清熱解毒，活血散瘀，利水消腫。治外感發熱，濕熱黃疸，水腫，淋病，經閉，症瘕，癰腫瘡毒，牙疳。本品用於肝病，主要用於急慢性肝炎、肝硬化腹水等證屬肝膽濕熱者。

18 玉米鬚

性味歸經：味甘、性平。入腎經。

功能主治：利尿、泄熱、平肝、利膽。治腎炎水腫，脚氣，黃疸肝炎，高血壓，膽囊炎，膽結石，糖尿病。吐血衄血。本品能促進膽囊收縮，有顯著增加膽汁分泌和排泄的作用。可利尿，並能增加氯化物的排泄。

19 大　棗

性味歸經：味甘、性溫。入脾、胃經。

功能主治：補脾和胃，益氣生津，調營衛，解藥毒。治胃虛食少，脾弱便溏，氣血津液不足，營衛不和，心悸怔忡，婦人臟躁。本品含多種營養成分，具有抗氧化、抗變態反應，抗癌、抗突變作用。

20 桃　仁

性味歸經：味苦甘、性平。入心、肝、大腸經。

功能主治：破血行瘀，潤燥滑腸。治經閉、症瘕、熱病蓄血、風痺、瘧疾、跌打損傷、瘀血腫痛、血燥便秘。本品有免疫調節，抗肝纖維化，抑制血液凝固作用。

六 肝炎藥膳中常見的食物

1 粳米

性味歸經：甘平，歸脾胃二經。
功能主治：補中益氣，健脾和胃，除煩渴，止瀉痢。

2 麻油

性味歸經：味甘、性涼。入手陽明經。
功能主治：潤燥通便，解毒，生肌。治腸燥便秘，食積腹痛，瘡腫，潰瘍，皮膚皸裂。主要成分為油酸、亞油酸、棕櫚酸、花生酸等的甘油酯，甾醇，芝麻素，芝麻酚，維生素E等。有降糖、增加肝臟及肌肉中糖元作用。

3 羊肉

性味歸經：味甘、性溫。入脾、腎經。
功能主治：益氣補虛、溫中暖下。治虛勞羸瘦，腰膝酸軟，產後虛冷，腹疼。主要用於肝病的食療。

4 牛肉

性味歸經：味甘，性平。歸脾、胃經。
功能主治：補脾胃，益氣血，強筋骨。用於虛損羸瘦，脾虛少食，水腫，筋骨不健，腰膝酸軟等。

5 茶

性味歸經：味苦，甘，性涼。入心肺胃經。

功能主治：清頭目，止煩渴，消食，化痰，利尿，解毒。主治頭痛，目昏，神疲，多水，心煩口渴，食積痰滯。茶葉中含有多種營養物質，多喝茶，可提高身體免疫力。

6 鯽 魚

性味歸經：味甘，性微溫。歸脾胃經。

功能主治：補脾開胃，利水除濕。用於脾胃虛弱，少食乏力，嘔吐或腹瀉，脾虛水腫，小便不利，氣血虛弱，乳汁減少，便血，痔瘡出血。

7 鯉 魚

性味歸經：味甘、性平。入脾、腎經。

功能主治：利水，消腫，下氣，通乳。治水腫脹滿，脚氣，黃疸，咳嗽氣逆，乳汁不通。本品主要用於肝病患者膳食治療。本品含有多種營養，具有利尿、調整免疫功能作用。

8 金針菜

性味歸經：味甘，性涼。

功能主治：寬胸膈、利濕熱，治小便赤澀，黃疸，胸膈煩熱，夜少安寐，痔瘡便血。

9 小紅豆

性味歸經：味甘酸，性平。入心、小腸經。

功能主治：利水除濕，和血排膿，消腫解毒。本品用於治療肝病，主要用於急性傳染性黃疸型肝炎和肝硬化腹水者。

10 蜂 乳

性味歸經：味甘，酸，性平，無毒。入肝、腎、脾經。

功能主治：滋補強壯，益肝健脾。主治病後虛弱，小兒營養不良，年老體衰，傳染性肝炎，高血壓病，風濕性關節炎，十二指腸潰瘍，支氣管哮喘，糖尿病，血液病，神經官能症，子宮功能性出血，月經不調，機能性不孕，禿頭，腫瘤及其手術，放化療後的病後調理。

11 甲 魚

性味歸經：味鹹、性平。入肝、脾二經。

功能主治：養陰清熱，平肝息風，軟堅散結。治勞熱骨蒸，陰虛風動，症瘕疭癖，經閉經漏，小兒驚癇。本品含動物膠、角蛋白、碘質、維生素D等。有增強免疫功能，抗癌、抑制腫瘤細胞生長，耐缺氧、抗疲勞作用，可降低肝組織氧耗量。

12 海 蜇

性味歸經：味鹹、性平。入肝、腎經。

功能主治：清熱化痰，消積，潤腸。治痰嗽，哮喘，痞積脹滿，大便燥結。腳腫，痰咳。本品用於肝病的膳食配料。

13 銀 耳

性味歸經：味甘淡、性平。歸肺、胃經。

功能主治：滋陰、潤肺、養胃、生津。治虛勞咳嗽，痰中帶血，虛熱口渴。本品主要含有銀耳多糖，可增加免疫功能，促進

肝細胞合成蛋白質。

14 梨

　　性味歸經：味甘，性微酸，微寒。歸肺、胃經。
　　功能主治：生津潤燥，清熱化痰。用於熱病傷津煩渴，消渴，肺熱咳嗽，痰熱驚狂，咯血，噎嗝，反胃，便秘等。

15 香　菇

　　性味歸經：味甘、性平。專入胃經。
　　功能主治：益胃氣，托痘疹。本品含有多種營養成分，可提高機體免疫功能。

16 冰　糖

　　性味歸經：味甘，性平，無毒。歸脾、肺經。
　　功能主治：補中益氣，和胃潤肺。主治咳嗽。痰涎增多，久瘧不癒等症。

17 蘿　蔔

　　性味歸經：味辛甘，性涼。歸肺、胃經。
　　功能主治：消積滯，化痰熱，下氣寬中，解毒。用於食積脹滯，痰嗽失音，吐血，解毒。

18 豬　肝

　　性味歸經：味甘，苦，性溫。入肝經。
　　功能主治：補肝養血明目。主治血虛萎黃，夜盲，目赤，浮腫，腳氣。

19 蓮 藕

性味歸經：味甘，性寒，無毒，入心脾胃經。

功能主治：清熱生津，涼血止血，散瘀血。主治熱病煩渴，吐血，衄血，熱淋。熟用微溫，健脾開胃，益血生肌，止瀉。

20 萵 苣

性味歸經：味苦，甘，性涼。歸胃、腸經。

功能主治：通乳汁，清熱利尿。用於小便不利，尿血，乳汁不通。

21 豆 腐

性味歸經：味甘，鹹，性涼，無毒。入脾胃大腸經。

功能主治：益氣和中，生津潤燥，清熱解毒，涼血止痛。主治肺熱咳嗽，便秘，吐血，崩漏，水腫，消渴，目赤腫痛，休息痢，杖瘡青腫及乳汁不足，水土不服。可解硫磺、燒酒毒。

22 薑

性味歸經：味辛，性溫，無毒。入肺胃脾經。

功能主治：溫中止嘔，發汗解表，溫肺開痰，抗老健身，解毒。主治風寒表證，脘腹冷痛，嘔吐，泄瀉，痰飲喘咳，痰迷昏厥，以及藥物、食物中毒等證。主要含有揮發油，有健胃，抗菌，防止血管硬化，延年益壽作用。

23 荸 薺

性味歸經：味甘，性寒，無毒。入肺、胃經。

功能主治：清熱化痰消積。主治溫病消渴，黃疸，熱淋，痞積，目赤，咽喉腫痛，贅疣。

七 肝炎四季食膳

1 菊花龍井茶

春季飲食

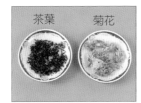

茶葉　　菊花

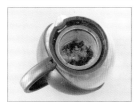

【配料】菊花10朵，龍井茶3克(一小撮)。

【作法】將菊花、龍井茶除去雜質洗淨
後，將其放入茶壺內，沖入開
水，開蓋泡10分鐘。

【用法】每日1劑，代茶頻飲。

【功效】清肝明目。菊花具有降壓、明目
作用，能抑制各種病菌，與龍井
茶泡服，可緩解頭痛。

【主治】適用於肝炎頭痛。

【出處】《飲食療法》。

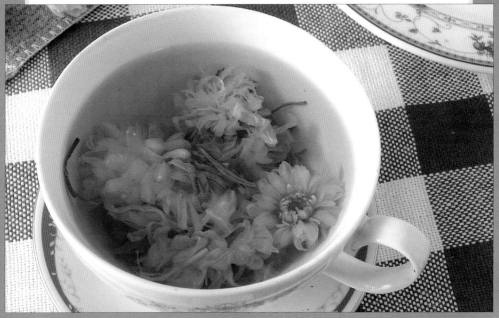

2 翡翠紅螺湯

【配料】紅螺肉8~10個，鴨肫1具，蘑菇適量，生薑末6克，味精2克，食鹽10克，葱末6克，食用調料油30克，黃酒適量。

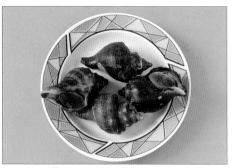

紅　螺

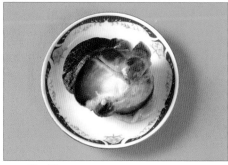

鴨　肫

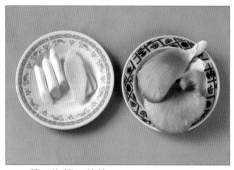

葱、生薑、蘑菇

【作法】先將紅螺肉、鴨肫洗淨切成薄片。將蘑菇洗淨撕爲成條待用。以黃酒將紅螺肉、鴨肫漬之，在鍋內放入油適量，微炒鴨肫、螺肉，至八成熟，加入適量水和蘑菇煮熟後加入調料即成。

【用法】佐餐食之，連用1週。

【功效】滋陰清熱，利濕退黃。

【主治】適用於肝炎患者屬氣陰兩虛所致的肝區隱痛，口渴，舌紅脈細等症。

【出處】民間驗方。

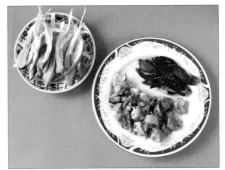

將紅螺切片，鴨肫切片，蘑菇撕成條。

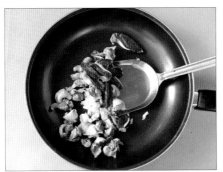

油鍋燒熱，下鴨肫、螺肉，炒至八成熟，加入適量水和蘑菇煮熟即可。

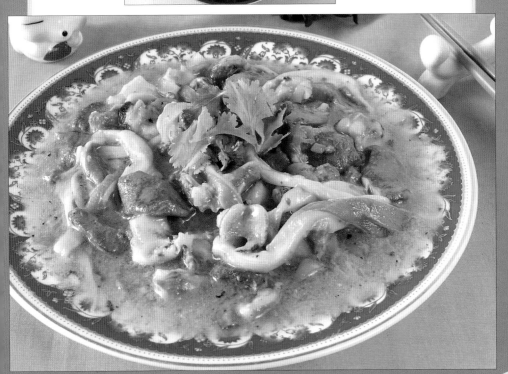

3 鷄骨草飲

【配料】鷄骨草 20 克（一小把），白糖 10 克（1 匙）。

【作法】將鷄骨草上的豆莢全部除去(本品種子有大毒，切忌服用，必須全部除去豆莢)，洗淨，切5公分長的段，把鷄骨草放入沙鍋內，加水2000毫升，用武火燒沸，再用文火煮 25 分鐘，濾去藥渣，加入白糖攪勻即可。

【用法】每日 2 次，每次 100 毫升飲用。

【功效】清肝利膽，舒筋止痛，化積利水。

【主治】急性病毒性肝炎。

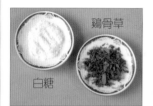
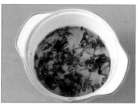
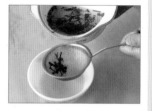

鷄骨草

白糖

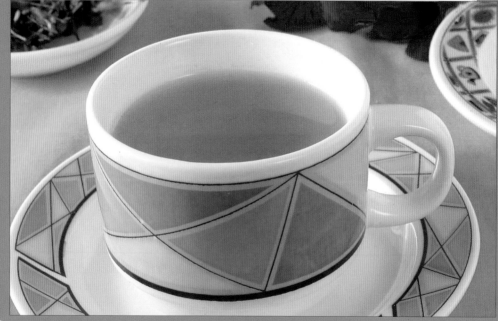

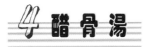

4 醋骨湯

春季飲食

【配料】米醋2瓶，鮮豬排骨500克，紅糖、白糖各120克。

【作法】將上料置鍋內（不加水），置沸後30分鐘，取出豬骨，只用湯汁。

【用法】成人每次30～40毫升，小兒5～10歲每次10～15毫升。每日3次，飯後服。

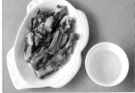

【功效】益肝補虛，解毒散瘀。

【主治】適宜急性、慢性、傳染性肝炎。

【出處】《中藥大辭典》。

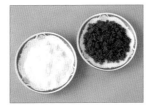

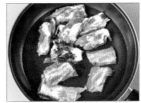

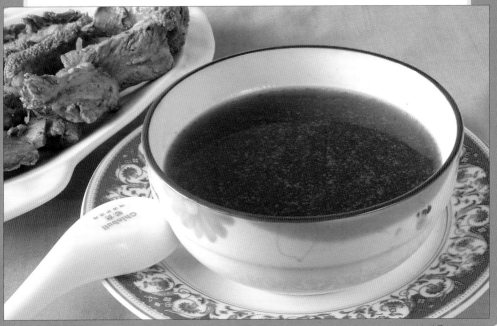

5 白玉猪小肚湯

【配料】猪小肚1個，白茅根60克，玉米鬚60克，大棗10枚。

【作法】將猪小肚去淨肥脂，切開，用鹽、生薑粉拌擦後用水
沖洗，放入開水鍋煮15分鐘，取出在冷水中沖洗。把
白茅根，玉米鬚，大棗（去核洗淨）全部用料放入開
水鍋內，武火煮沸後，文火煲3小時，調味後即成。

【用法】佐餐食之，每日2次。

【功效】清熱，祛濕，退黃。

【主治】急性黃疸性肝炎，藥物中毒性肝炎，見面目黃色鮮
明，小便黃，口渴口苦，身倦困重，發熱，脘腹脹
悶，脅痛。

【出處】《健身治病湯譜》。

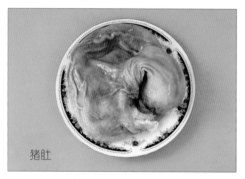

猪肚營養豐富，能補虛益
胃。

猪肚

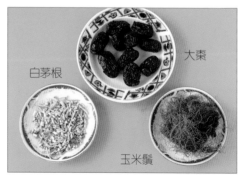

大棗

白茅根

玉米鬚

白茅根、玉米鬚
能利濕，祛黃疸，大
棗能調補脾胃，促進
營養物質吸收。

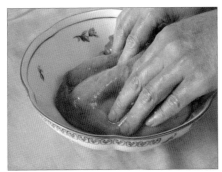

將豬肚去淨肥脂，切開，用鹽、生薑粉擦洗，再用水沖洗，開水煮15分鐘。

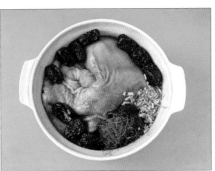

把豬肚、白茅根、玉米鬚、大棗放入沙鍋中，煮3小時。

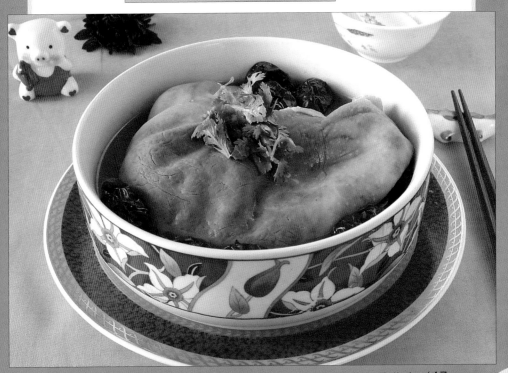

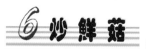 **炒鮮菇**

【配料】鮮蘑菇適量，調料適量。

【作法】將鮮蘑菇洗净，去蒂，撕成細條，或炒，或炖，或做湯，配入調料調製即成。

【用法】常用。

【功效】保肝，提高白細胞。

【主治】適用於急性傳染性肝炎，白細胞減少症。

【出處】《中國藥膳學》。

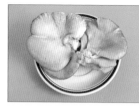

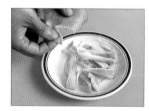

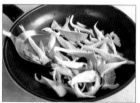

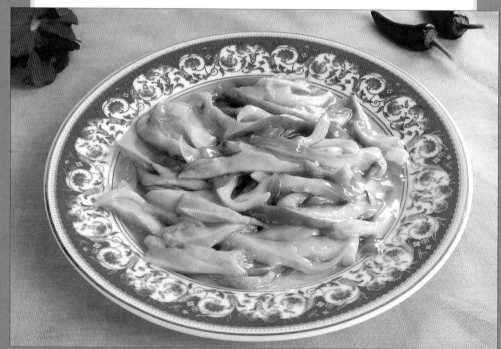

7 楂七飲

【配料】生山楂 15 克（10 枚），三七粉 3 克（一小匙）。
【作法】沸水沖泡半小時即成。
【用法】代茶飲，每日 1 劑，連服數劑。
【功效】化瘀活絡止痛。生山楂能消食化積，行氣止痛。三
　　　　七具有化瘀止痛的作用。兩者合用，對血瘀型慢性
　　　　肝炎有效。
【主治】慢性肝炎伴脅肋部刺痛者。
【出處】《養生食療菜譜》。

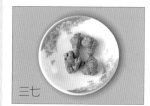

三七

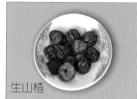

生山楂

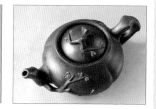

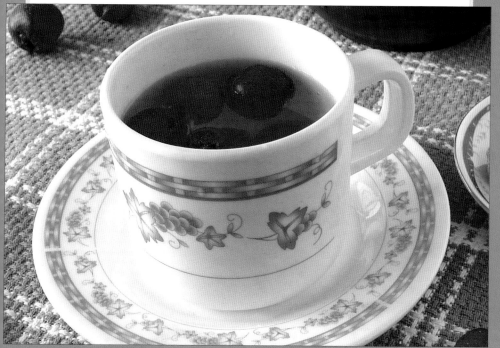

8 靈芝銀耳羹

【配料】靈芝小的一朵，大的半朵，銀耳一大朵，冰糖250克，雞蛋清1個，鮮水蜜桃2個。

【作法】將靈芝洗淨，切成薄片，入鍋內加清水小火慢煎。去汁兩次，濾淨雜質。銀耳入溫熱水中浸泡30分鐘，去根腳和雜質，再放入溫水中泡脹撈起。水蜜桃去核去皮切成片。將鍋置中火上，加清水40毫升，冰糖熔化，將事先攪散的雞蛋清倒入冰糖汁中攪勻，待冰糖水中泡浮出水面時，用漏瓢撇盡。將糖汁盛於蒸碗內，加入靈芝汁、銀耳、水蜜桃片，用濕棉紙封住碗口，上籠蒸約2小時取出，翻入盤內即成。

【用法】每食適量，早晚用之。

【功效】補肝腎，益脾胃，健腦。靈芝被公認爲具有提高免疫力、抗痛作用，與銀耳一起可保肝。

【主治】適宜於慢性肝病患者免疫功能低下，病情纏綿難癒者。主要用於肝腎虧損型，其他型肝炎除濕熱蘊積以外均可用之。也適宜於神經衰弱、心悸、頭暈、不寐、胃脘不適、冠心病、肺燥所致乾性支氣管炎等病症。

【出處】《養生食療菜譜》。

【驗方】用靈芝水煎液，每次1小碗，每日2次。可治療急性傳染性肝炎。用藥10天後，肝炎主要症狀消失。

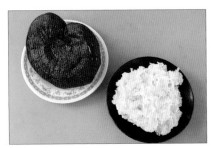

靈芝、銀耳

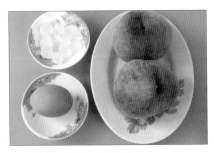

冰糖、雞蛋、水蜜桃

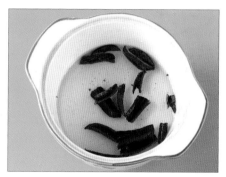

將靈芝洗淨，切成薄片，浸泡30分鐘。

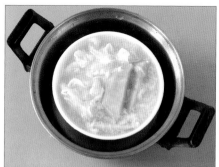

按照作法將靈芝銀耳上籠蒸2小時。

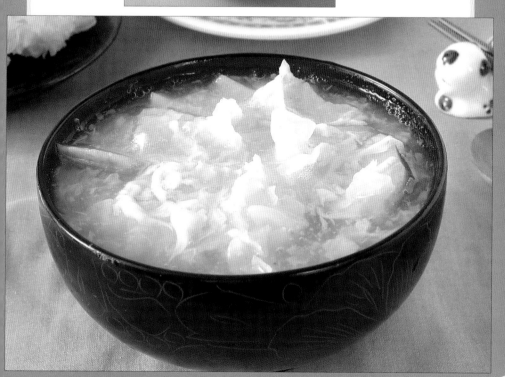

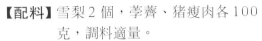
【配料】雪梨 2 個，荸薺、豬瘦肉各 100 克，調料適量。

【作法】將雪梨、荸薺洗淨去皮切片，與肉加水煮湯，食鹽調味。飲湯食肉。

【用法】每日 1 劑，每日 2 次。

【功效】清熱生津。荸薺含有多種營養成分，能殺菌，生津。

【主治】適宜於急性肝炎的輔助治療。

【出處】《疾病的食療與驗方》。

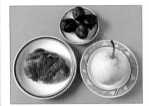

雪梨、荸薺、豬肉

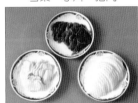

將雪梨、荸薺洗淨，去皮，切片。

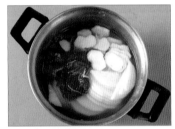

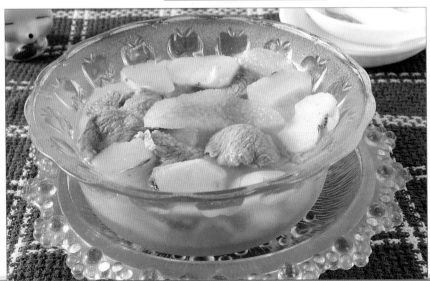

10 甘綠鮮藕炖瘦肉

【配料】甘草1小匙，綠豆3匙，鮮藕一段，瘦
　　　　豬肉250克，紹酒10克，鹽3克，味
　　　　精2克，薑4克，蔥8克，鷄油少許。

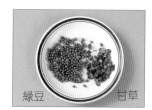

綠豆　　　　甘草

【作法】將甘草洗淨，綠豆洗淨，去泥沙，
　　　　瘦豬肉洗淨，切2公分寬、3公分長
　　　　的塊，薑切片，蔥切段，鮮藕去
　　　　皮，切4公分見方的塊。甘草、綠
　　　　豆、瘦豬肉、鮮藕、薑、蔥、紹
　　　　酒、鷄油同放沙鍋內，加水2500毫
　　　　升，置武火上燒沸，再文火炖煮45
　　　　分鐘，加入鹽、味精，攪勻即成。

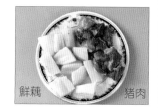

鮮藕　　　　豬肉

【用法】每日1次，每次吃肉50克。

【功效】清熱解毒補血。甘草能解許多
　　　　毒，綠豆也是解毒物質，與藕、
　　　　豬肉一起能補虛，袪毒素。

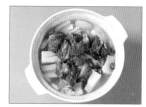

【主治】中毒性肝炎。

【出處】《肝臟病藥膳180種》。

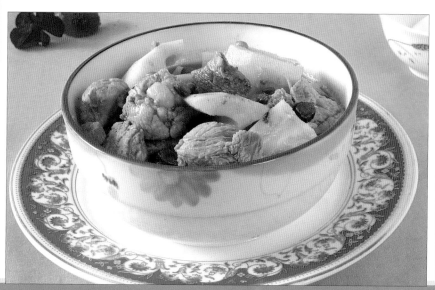

11 金針豆腐羹

【配料】金針菜一小把，豆腐一小塊。

【作法】金針菜洗淨，用水泡發，加水煮熟，調入豆腐，加
　　　　適量調味品。

【用法】佐餐食之。

【功效】退黃，開胃進食。金針菜營養豐富，能利尿解毒，
　　　　與豆腐一起炖煮，對肝炎患者有輔助治療作用。

【主治】適用於急性肝炎，發黃，肝功能有變化者。

【出處】《疾病的食療與驗方》。

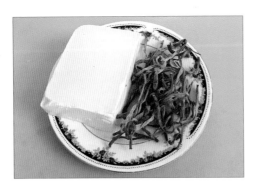

金針菜、豆腐

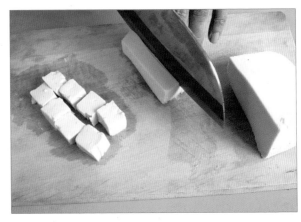

切豆腐。

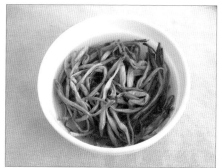

將金針菜洗淨、泡發。

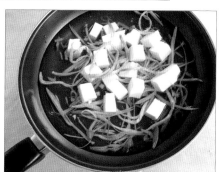

發好的金針菜放入鍋中，加水煮熟，放入豆腐塊，煮1個開。

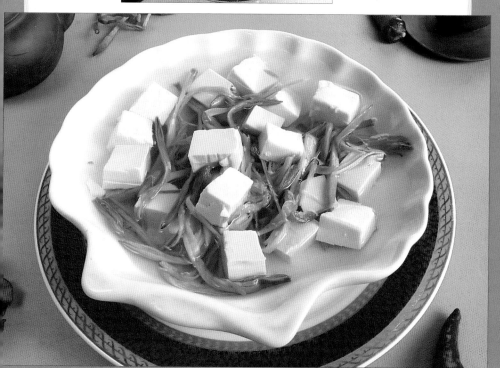

12 魚腥草海蜇萵筍

【配料】魚腥草 100 克，萵筍 300 克，海蜇 100 克，鹽 5 克，薑 5 克，葱 5 克，醬油 10 克，醋 5 克，香油 5 克，大蒜 10 克。

【作法】把魚腥草洗淨，放入沙鍋中，煎煮 10 分鐘，過濾，濾液濃縮備用。海蜇洗淨，切絲，薑切絲，葱切段。萵筍去黃葉，剝去皮，洗淨，切細絲，加入鹽 2 克，腌漬 20 分鐘，擠乾水分，待用。把海蜇絲、萵筍絲、薑、葱、鹽、醬油、醋、麻油放盆中，對入魚腥草汁，拌勻即成。

【用法】每日 1 次，每次 100 克，佐餐食用。

【功效】清熱解毒，利濕排膿。魚腥草能提高機體免疫力，抑制各種病菌。

【主治】急性黃疸性肝炎，兼胸癥胸痛，咳吐膿痰，小便黃少者。

【出處】《肝臟病藥膳 180 種》。

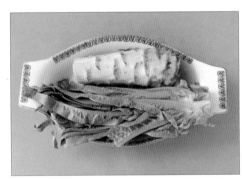

萵 筍

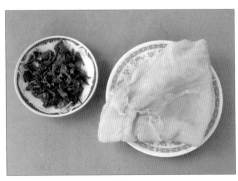

魚腥草、海蜇

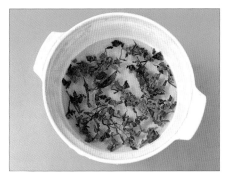

煎煮魚腥草，開水煮10分鐘。

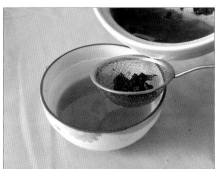

將煮好的魚腥
草過濾，濾液繼續
加熱濃縮，至稍
稠、夠拌涼菜的量
即可。

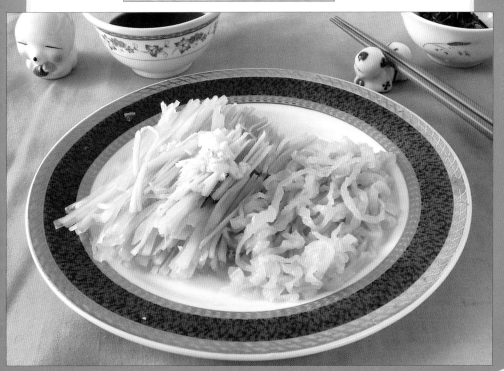

13 菠菜肝片

【配料】鮮豬肝250克，水發木耳25克，菠菜葉50克，紹酒
10克，醋5克，湯50克，調料適量。

【作法】將豬肝去筋膜切片，加入適量濕澱粉和食鹽攪勻；醬
油、紹酒、鹽、醋、湯、濕澱粉對成汁；鍋中油燒至七
八成熟，下肝片炒透，用漏勺瀝去餘油，鍋內剩油50
克，投入蒜片、薑末略煸炒後，放入肝片、木耳、菠菜
翻炒幾下，倒入湯汁炒勻，下葱絲，出勺裝盤即成。

【用法】佐餐食之。

【功效】養血補肝。

【主治】適用於慢性肝炎證屬肝血不足型患者，症見面色萎
黃，肝區隱痛，視物不清，兩目昏花和心煩少寐等。

【出處】《百病飲食治療》。

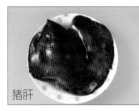
豬肝

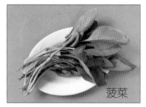
菠菜

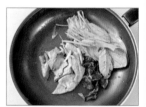

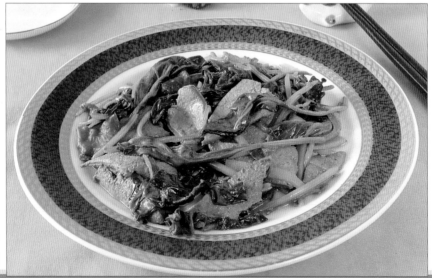

14 丹參膏

春季飲食

【配料】丹參一把，白蜜一小碗。

【作法】丹參加水 2 大碗，煮至 1 碗時，加白蜜收膏。

【用法】每日兩次，每次 2 大匙。

【功效】活血化瘀，養血除煩，清熱安神。

【主治】適用於慢性肝炎，肝硬化，脂肪肝，酒精性肝病等血熱血瘀型的輔助治療，尤宜於慢性 B 型肝炎，有保肝縮脾，抗肝纖維化，調整機體免疫及解毒抗炎功效。

【出處】《常見病的飲食療法》。

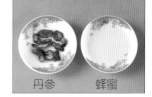

丹參　　蜂蜜

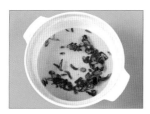 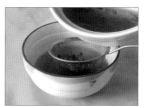

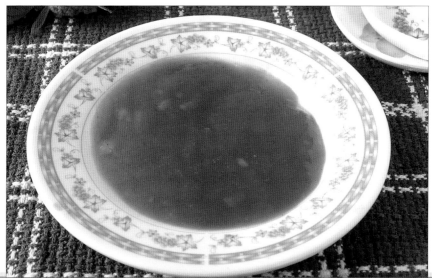

15 香菇燒菜花

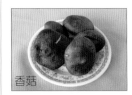

香菇

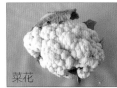

菜花

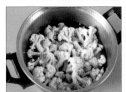

【配料】小香菇15克，菜花25克，雞湯200毫升，調料適量。

【作法】將菜花洗淨，掰成小塊，用開水焯透；小香菇洗淨；將花生油燒熱後放入葱、薑，煸出香味，入鹽、雞湯、味精，燒開後去葱薑，再將菜花、香菇分別碼入鍋內，用微火稍燒入味後，淋入澱粉、雞油，翻勻即可。

【用法】佐餐食之。

【功效】降脂，益胃助食。

【主治】適用於防治慢性肝病患者久病後肝內脂質沉着。亦用於高脂血症、高血壓、動脈硬化及糖尿病等症。

【出處】《食用菌飲食療法》。

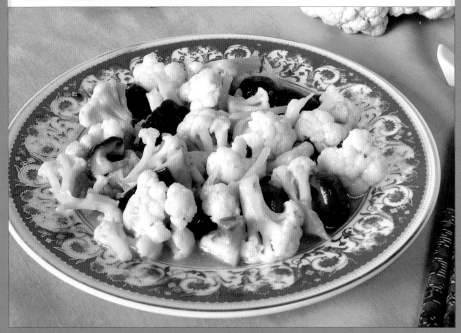

16 泥鰍燉豆腐

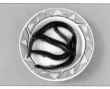

春季飲食

【配料】泥鰍魚 500 克，豆腐 250 克。

【作法】泥鰍魚去鰓腸內臟，洗淨，放
鍋中，加鹽少許，水適量，清
燉五成熟，加入豆腐，再燉至
魚熟爛即成。

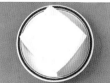

【用法】吃魚和豆腐喝湯，分頓用之。

【功效】清利濕熱。泥鰍有「水中人參」
之美稱，營養豐富，能滋陰清
熱，祛濕解毒。

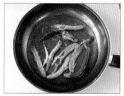

【主治】傳染性或梗阻性肝炎的濕熱黃
疸和小便不利水腫症。

【出處】《泉州本草》。

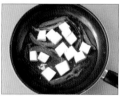

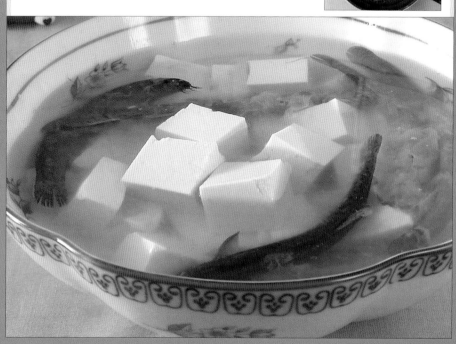

1 茵陳蜆肉湯

夏季飲食

【配料】蜆肉一碟，茵陳一小把。

【作法】將上二味整理乾淨，把茵陳用紗布包好，與蜆子置沙鍋內加適量清水煎湯即成。

【用法】以湯代茶，頻頻飲之。

【功效】清熱、利濕、解毒。茵陳爲治黃疸要藥，能使體內黃疸從小便排出。蜆肉對恢復肝功能有較明顯的輔助作用。

【主治】急性黃疸性肝炎，症見面目黃，色較鮮明，尿黃赤，脅痛，口乾苦，身困重，腹脹等。

【出處】《藥膳湯羹》。

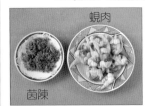

蜆肉

茵陳

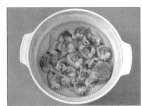

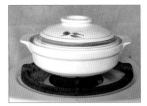

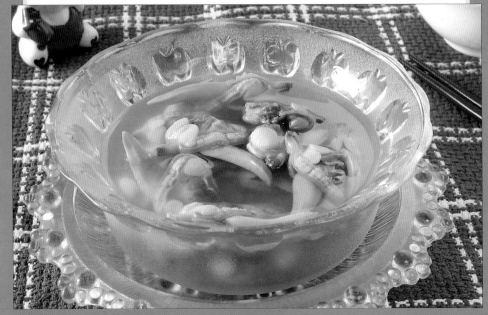

2 黃瓜皮湯

夏季飲食

【配料】黃瓜皮 30 克。

【作法】新鮮黃瓜皮洗淨後置鍋內煎湯即成。

【用法】以湯代茶，頻頻飲之。

【功效】清熱、利濕、退黃。

【主治】急性濕熱黃疸，症見面目盡黃如橘色，尿黃，口苦，煩渴，或伴肝區痛，腹脹等。

【出處】《中國食療大全》。

【注意】因目前大棚種植的黃瓜噴灑農藥很多，最好使用綠色食品。

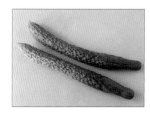

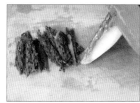

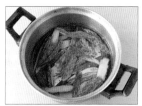

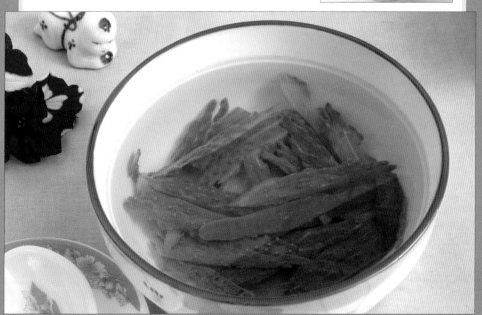

3 鯉魚湯

夏季飲食

【配料】鮮鯉魚1條（約500克左右），小紅豆25克，陳皮6克，草果6克，小椒6克。

【作法】將鯉魚去鱗、鰓及內臟，洗淨，抽其背兩側之筋。用淘乾淨的小紅豆置入魚腹內，陳皮、草果、小椒用紗布袋裝好，扎緊袋口，同魚一起入沙鍋內，加適量水，待魚炖熟時，放入生薑汁、蒜汁、鹽、味精及調料，油少許調味即成。

【用法】空腹食魚，飲湯。

【功效】益氣健脾，利濕。

【主治】適宜於瘀膽型肝炎氣虛濕阻型者。

【出處】《飲膳正要》。

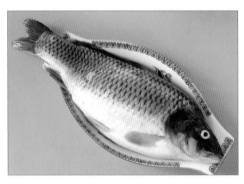

鯉 魚

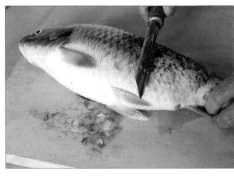

刮鱗、去鰓及內臟。

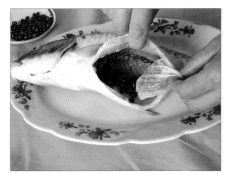

將洗淨的小紅豆和藥包放入魚腹中。

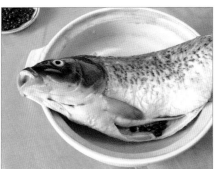

將魚放入沙鍋中，炖20分鐘。

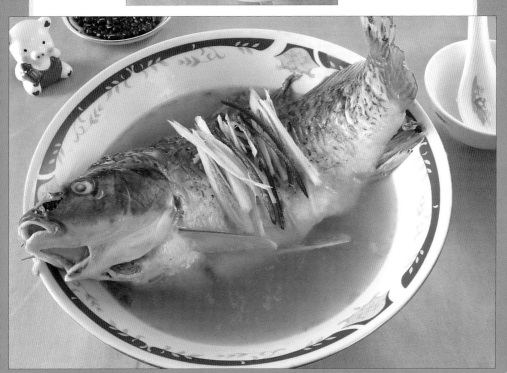

4 瓜皮茅根湯

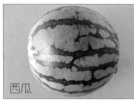
西瓜

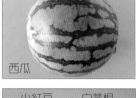
小紅豆　白茅根

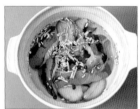
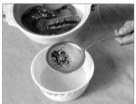

【配料】西瓜皮、小紅豆、白茅根各50克。

【作法】上三味洗淨置沙鍋中加水，煎煮20分鐘，過濾，留取濾液。

【用法】每日1次，連服6~7天。

【功效】清熱、利濕、退黃。

【主治】急性黃疸型肝炎濕重於熱者，症見身目俱黃，尿色黃，肝區痛，腹脹，口苦，食慾減退，噁心嘔吐，胸悶，頭重身困，或大便稀等。

【出處】《常見病飲食療法》。

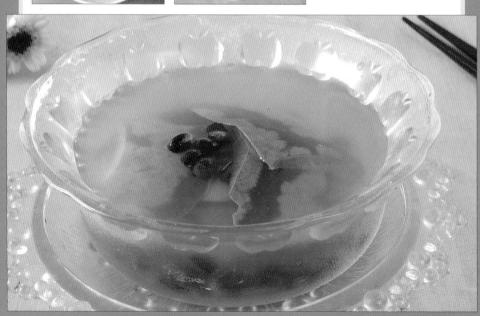

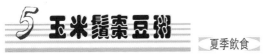
5 玉米鬚棗豆湯

夏季飲食

【配料】玉米鬚60克，大棗30克，黑豆30克，胡蘿蔔90克。

【作法】先用水煮玉米鬚半小時，過濾去鬚，用其水煮大棗、黑豆、胡蘿蔔（洗淨切塊），豆爛則止。

【用法】服食，1日分2次服完，連服數目。

【功效】健脾養肝，利濕退黃。

【主治】適用於慢性肝炎之肝脾兩虛型。

【出處】《中華養生藥膳大全》。

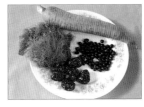

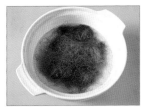
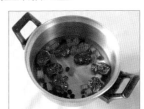
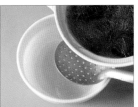

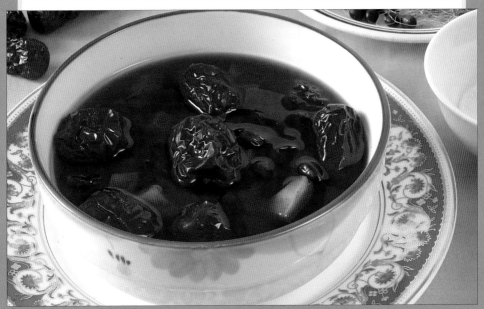

6 白术苡仁飯

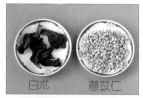

白朮　　薏苡仁

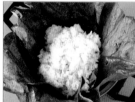

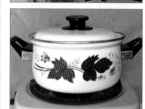

【配料】 土炒白朮25克，薏苡仁50克，炒枳殼15克，米適量，荷葉一張，調料適量。

【作法】 將米蒸成飯；荷葉鋪於蒸籠上，其上放藥物，再放上米飯，加油鹽適量，同蒸約30分鐘。

【用法】 服食米飯和苡仁。

【功效】 補氣健脾，開胃消食，化濕利水。

【主治】 適用於脾虛失運，食少納呆，及脾虛水腫等症，主要用治肝炎，肝硬化腹水之脾胃虛弱患者。

【出處】 《良藥佳饌》。

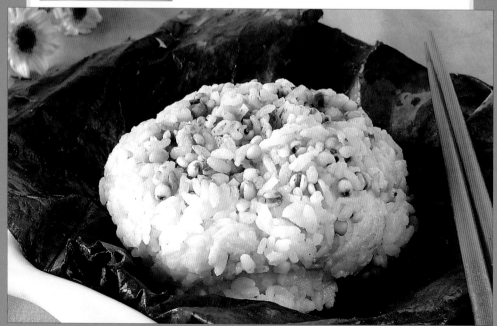

7 茵陳粥

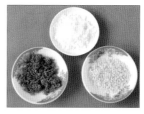

【配料】茵陳蒿 30 ~ 60 克，白糖適量，
　　　　粳米 30 ~ 60 克。

【作法】先將茵陳洗淨，水煎取汁，去
　　　　渣，以汁入粳米煮粥，欲熟時，
　　　　加入白糖，稍煮 1 ~ 2 沸即可。

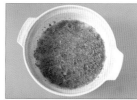

【用法】每日 2 ~ 3 次，每次適量。

【功效】清利濕熱，利膽退黃。

【主治】適宜濕熱黃疸。

【出處】《粥譜》。

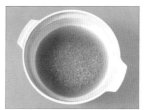

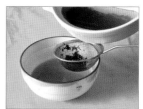

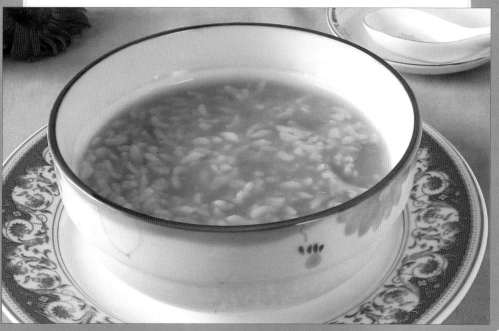

⑧ 紅花海蜇

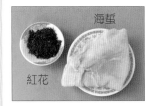

海蜇

紅花

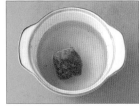

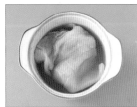

【配料】紅花15克，海蜇250克，薑、葱適量，花椒粉1克，食鹽2克，味精1克，辣椒油5克。

【作法】將海蜇洗淨置開水中煮10分鐘撈出。將紅花用紗布包之置清水中煮20分鐘，去藥汁30毫升，其餘仍留鍋內，加海蜇文火煎10分鐘後，撈取海蜇，切成細絲，加入上述調料和藥汁攪拌均勻即成。

【用法】佐餐食之。

【功效】活血通絡，消積潤腸。

【主治】對慢性肝炎肝脾腫大、大便秘結有輔助治療作用。紅花有抗纖維化，改善肝臟微循環作用，對於肝內有瘀之肝病患者，久服有益。

【出處】《實用中醫肝病學》。

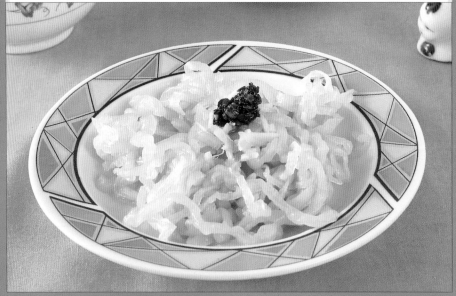

⑨ 茯苓紅豆薏米粥

夏季飲食

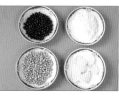

【配料】 茯苓 20 克，小紅豆 50 克，薏苡仁 100 克，白糖少許。

【作法】 先將茯苓加水煎煮 20 分鐘，過濾，取濾液備用。再將小紅豆浸泡半天，與薏苡仁加濾液共煮粥，至薏苡仁、小紅豆爛熟，加白糖。

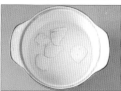

【用法】 上為 1 日量，每日數次，隨意服食，連續 1 週。

【功效】 清熱解毒，健脾祛濕。

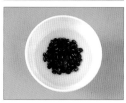

【主治】 黃疸（濕重於熱，有面目色黃，不甚鮮明，胸脅脹滿，頭昏身重，腹脹便溏，食慾不振，脈象濡緩等症狀）。

【出處】 《千家食療妙方》。

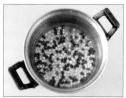

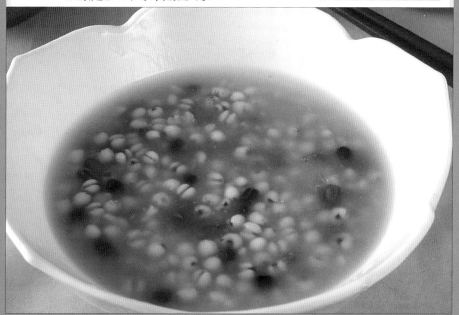

10 車前飲

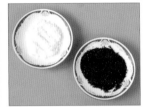

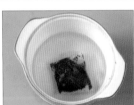

【配料】 車前子 30 克，白糖 20 克。

【作法】 車前子洗淨，用紗布包好，放之杯內，加水 200 毫升，把炖杯放置於武火上燒沸，再用文火煎煮 20 分鐘，去藥渣，加白糖即成。

【用法】 代茶飲用。

【功效】 清熱祛濕，利尿通淋。

【主治】 病毒性肝炎，特別有口乾口渴，小便深黃，胸中煩悶等症。

【出處】 《肝臟病藥膳180種》。

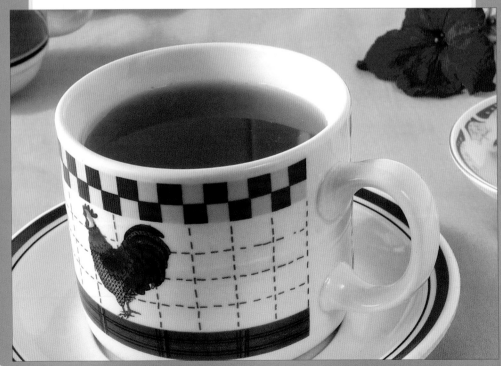

11 夏枯草瓜絡飲

夏季飲食

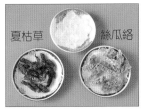

夏枯草　　　絲瓜絡

【配料】夏枯草 30 克，絲瓜絡 5～10
　　　　克，冰糖適量。

【作法】將前2藥水煎取汁約1碗。另
　　　　將冰糖熬化，再入藥汁，煮
　　　　片刻即可。

【用法】每日 1 劑，分 2 次服。

【功效】清熱解鬱，通絡散結。降脂。

【主治】對肝炎有防治作用。

【出處】《百病飲食自療》

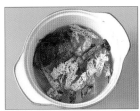

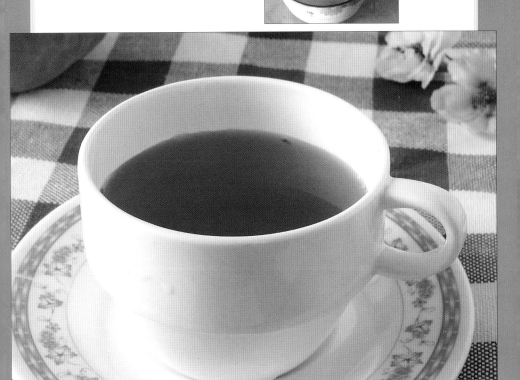

12 決明燒茄子

【配料】草決明30克，茄子500克，豆油250克，調料適量。

【作法】決明子搗碎加水適量，煎30分鐘，去渣濃縮至2湯匙待用。茄子洗淨切滾刀塊，放熱油鍋中炸至兩面焦黃，撈出控油。將鍋內餘油留下3克放火上，用蒜片熗鍋後把炸好的茄片入鍋，把薑、葱等和用草決明汁調勻的澱粉倒入鍋內翻炒，點幾滴明油，顛翻。

【用法】一日2次，佐餐食之。

【功效】清肝降逆，潤腸通便，降脂。

【主治】適用於脂肪肝，慢性肝炎日久患者漸有發胖趨勢而抵抗力却下降的症情。亦用於高血壓、冠心病及婦女更年期綜合徵。

【出處】《家庭藥膳手册》。

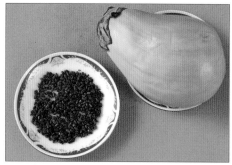

決明子、茄子

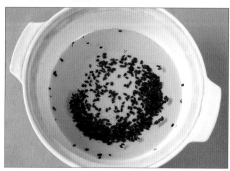

將決明子洗淨，放入沙鍋，加水適量，煎煮30分鐘。

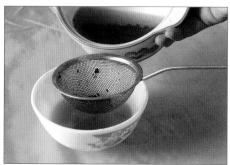

過濾，濃縮濾液至2湯匙備用。

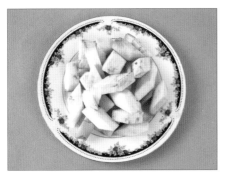

茄子洗淨，切滾刀塊。

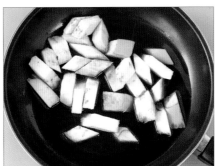

油熱，放入茄子塊，炸至兩面金黃。

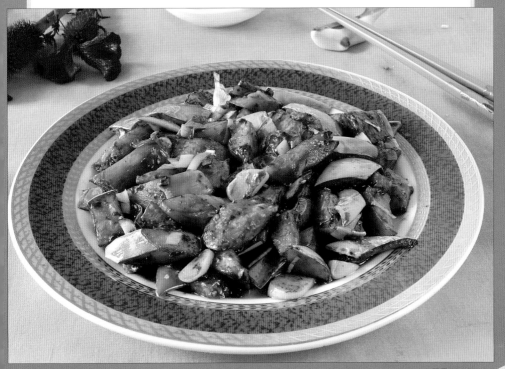

13 茵黃綠茶飲

【配料】茵陳 30 克，生大黃 6 克，綠茶 3 克。

【作法】上藥洗淨，置清水中泡30分鐘，武火煮沸，文火再
　　　　煎 10 分鐘即成。

【用法】上為 1 日量，不拘時間代茶飲之連續 1 週。

【功效】清熱、利濕、退黃。

【主治】適宜於急性黃疸型肝炎黃疸期之陽黃患者，以濕熱
　　　　並重，熱重於濕之證型最適宜。症見身目俱黃如金
　　　　橘色，大便乾結，舌苔黃膩，脈滑數。

【出處】民間驗方。

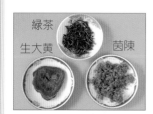
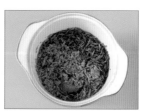
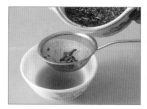

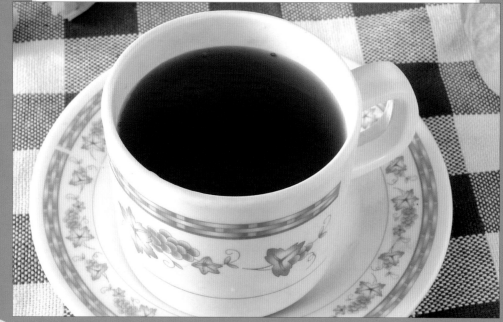

14 二豆飯

夏季飲食

【配料】小紅豆 50 克，綠豆 50 克，大米 200 克。

【作法】將小紅豆、綠豆洗淨去雜質，淘洗乾淨，用清水浸泡
2 小時，大米淘淨，待用。二豆同時放入鍋內，加清
水 300 毫升，煮 30 分鐘，加大米，用文火燜熟即成。

【用法】每日 3 次，每次 100 克。

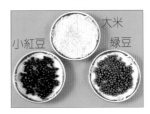

【功效】利水除濕，解毒消腫。

【主治】急性黃疸性肝炎常用。

【出處】《肝臟病藥膳 180 種》。

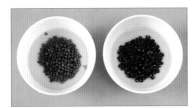
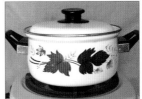

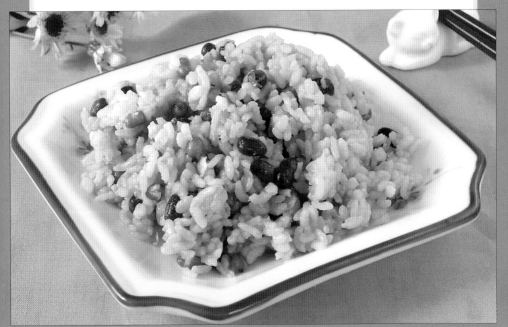

1 蘿蔔片炒猪肝

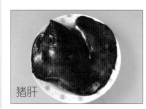

猪肝

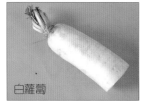

白蘿蔔

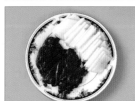

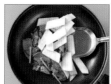

【配料】猪肝250克，白蘿蔔250克，植物油、葱、味精少許。

【作法】將猪肝、蘿蔔切成薄片。先用植物油炒蘿蔔至八分熟，加鹽適量盛起；再起油鍋，放植物油兩匙，用旺火燒熱後，放入猪肝片快速翻炒3分鐘，倒入蘿蔔片與肝同炒，幾分鐘後，加入葱、味精即成。

【用法】佐餐食之，每日兩次。

【功效】補虛益肝，開胃健脾。

【主治】適用於慢性肝炎之肝脾兩虛型。

【出處】《常見慢性病食物療養法》。

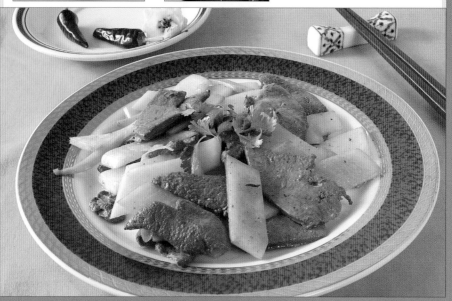

2 甲魚猪髓湯

〔秋季飲食〕

【配料】甲魚1隻，猪脊髓200克，調料適量。

【作法】將猪脊髓洗淨後放碗內，甲魚用開水燙死後去頭、爪、內臟，置鍋內，加水武火煮沸後，加薑、葱、胡椒粉，文火煮至將熟時，加猪脊髓，同煮至熟，放味精。

【用法】食肉喝湯，佐餐服食。

【功效】滋陰補腎，填精益髓。

【主治】適用於慢性肝炎，肝硬化之腎陰不足型患者，症見脅痛隱隱、面色晦暗、頭昏目眩、多夢遺精、腰膝酸痛等。

【出處】《良藥佳餚》。

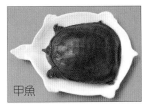

甲魚

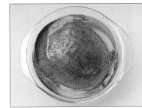

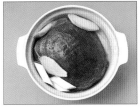

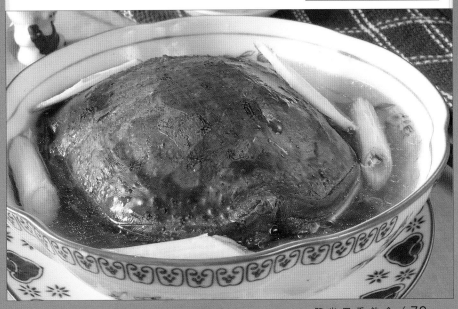

3 烏雞補血湯

【配料】烏雞1隻，當歸、熟地、白芍、知母、地骨皮各10克。

【作法】將烏雞去毛及內臟，放諸藥於腹內，用綫縫好，上鍋煮90分鐘，煮熟後去藥。

【用法】食肉飲湯。

【功效】補益肝腎，益陰清熱。

【主治】適用於慢性肝病之氣血雙虧型患者。症見肝區疼痛或不適、納少倦怠、四肢乏力等。亦用於婦科之月經不調或虛勞骨蒸，潮熱盜汗等症。

【出處】《中國藥膳學》。

【驗方】雞骨草100～150克，瘦豬肉100克，加水1000毫升，煎煮至300毫升（一碗），分3次服用。治療急性傳染性肝炎。

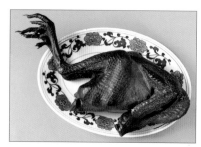

烏　雞

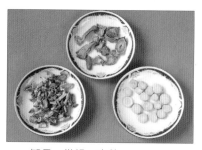

知母、當歸、白芍

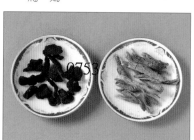

熟地、地骨皮

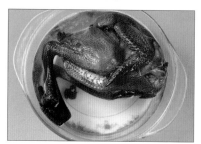

烏雞洗淨，略燙。

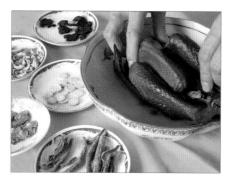

放藥於烏雞腹內。

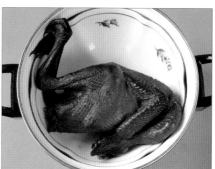

上鍋煮90分鐘。

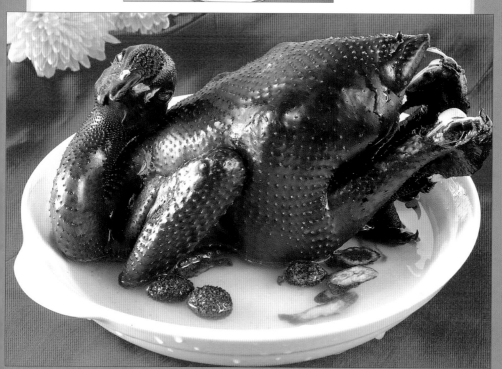

4 桑寄生蘆根煲黃鱔

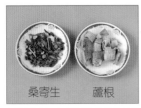

桑寄生　　蘆根

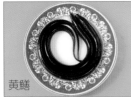
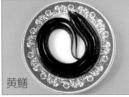
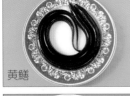

黃鱔

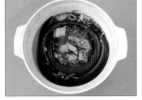

【配料】桑寄生一大把，蘆根一小把，黃
　　　　鱔 2~3 條。
【作法】黃鱔去腸雜，與桑寄生、蘆根同加清
　　　　水適量煲湯，以油、鹽少許調味。
【用法】飲湯食黃鱔。
【功效】清熱利濕，補氣益陰。
【主治】適用於慢性肝炎，藥源性肝炎。
【出處】《飲食療法》。

　　　將黃鱔洗去腸雜，與桑
寄生、蘆根加適量水煲湯，
至黃鱔熟，加適量調味品。

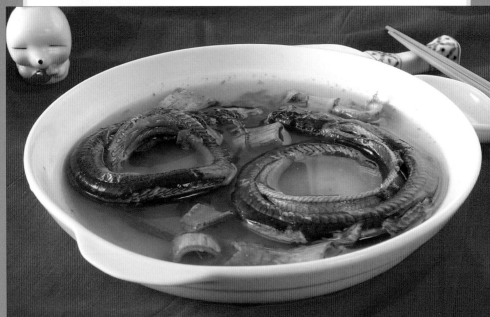

5 番茄煮牛肉

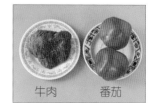

秋季飲食

【配料】鮮番茄 250 克，牛肉 100 克。

【作法】將番茄洗淨切成塊，牛肉切成
小塊，加少許油、鹽、糖同煮
熟。

【用法】佐餐食之。

【功效】養肝補脾。

【主治】適用於慢性肝炎、高血壓等疾
病。症見肝區疼痛，頭暈耳鳴。

【出處】《飲食療法》。

牛肉　　　番茄

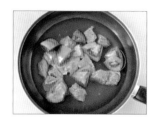
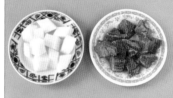

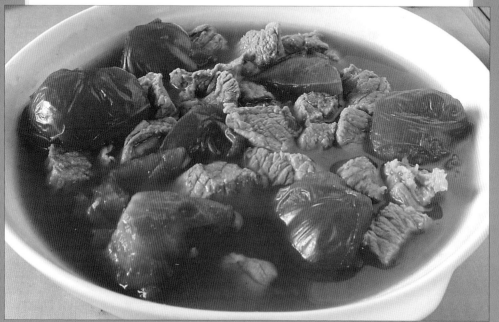

6 紅棗花生湯

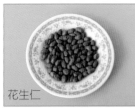

花生仁

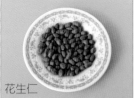

紅棗

【配料】 紅棗、花生仁、冰糖各 50 克。

【作法】 加水先煮花生，後下紅棗、冰糖，至花生仁、紅棗爛。

【用法】 上爲1日量，每日睡前1劑，連續食用 1 個月。

【功效】 降低血清轉氨酶。

【主治】 適用於肝陰血不足所致慢性肝炎。

【出處】《千家食療妙方》。

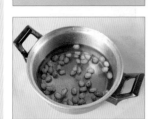

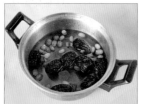

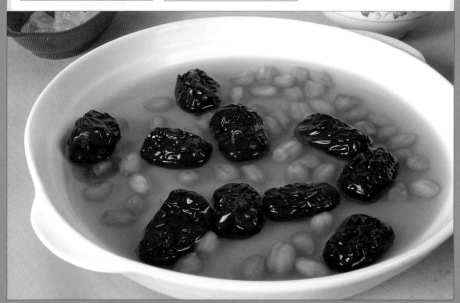

7 蘿蔔三園

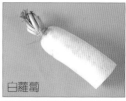

白蘿蔔

【配料】白蘿蔔、胡蘿蔔、青蘿蔔各150克，玫瑰花2朵，調料適量。

【作法】將上述前三料洗淨後切絲，按外青中紅內白裝盤，用醬油、醋、鹽、味精、蒜泥製作調料，均勻倒入盤內蘿蔔絲上，再將兩朵玫瑰花放置盤中即成。

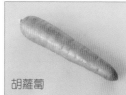

胡蘿蔔

【用法】佐餐食之。

【功效】疏肝消脹，理氣止痛。

【主治】適用於脂肪肝患者見有肝區疼痛，以脹爲主，且胸悶氣壅或咳嗽痰多有輔助治療作用。且本品製作較精美。

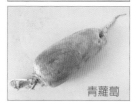

青蘿蔔

【出處】《實用中醫肝病學》。

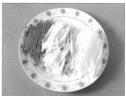

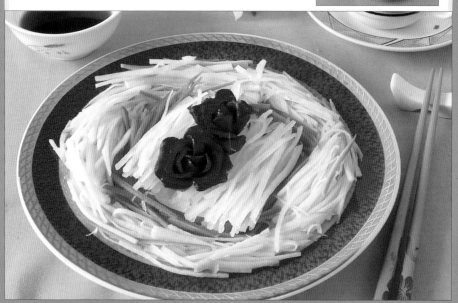

8 桂圓炖團魚

【配料】團魚（甲魚）1隻，桂圓適量。

【作法】將團魚洗淨，剁去頭、足，放入鍋中，加水適量，
與桂圓肉同炖至團魚爛熟。

【用法】每服適量，佐餐服。每日2～3次。

【功效】滋陰清熱，養血安神。

【主治】適用於肝腎陰虛之慢性肝炎，肝脾腫大。陰虛發熱
之心煩不寐、肺結核、遺精等，夏秋食用更爲適宜。

【出處】《四季藥膳》。

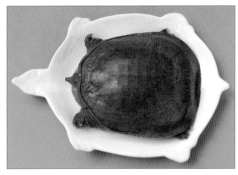

甲魚

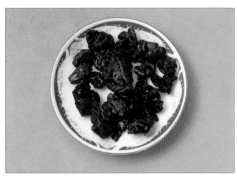

桂圓

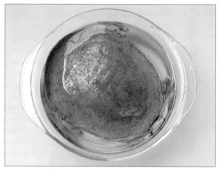

將甲魚放入滾水中燙一下。

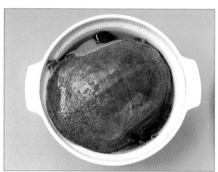

將甲魚洗淨，
剁去頭、足，放入
鍋中，加水適量，
與桂圓一起煮。

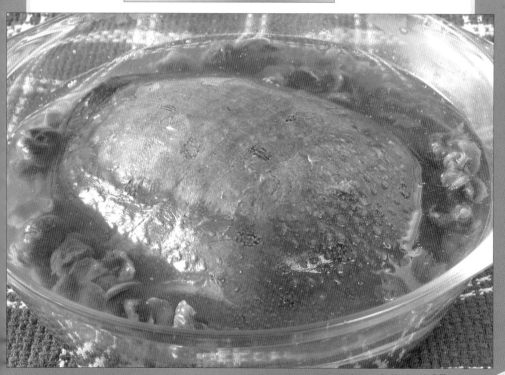

⑨ 蘑菇銀耳燜豆腐

【配料】鮮蘑菇 100 克，銀耳 50 克，豆腐 3 塊。

【作法】將蘑菇洗淨，削去根部黑污，銀耳用清水浸發後去蒂，豆腐切小塊。起油鍋，下豆腐煎至微黃，加少許清水，下蘑菇、銀耳，文火燜透，調入鹽、糖、味精、醬油、麻油等，下生粉煮沸即可。

【用法】隨量食用。

【功效】補益脾胃，養陰潤燥。

【主治】慢性肝炎屬脾虛陰虧，表現爲體倦乏力，食慾不振，大便乾燥，咽乾口渴，時有煩熱。

【出處】《肝臟病藥膳 180 種》。

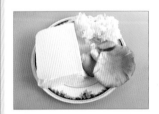
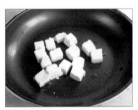
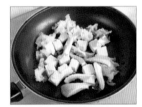

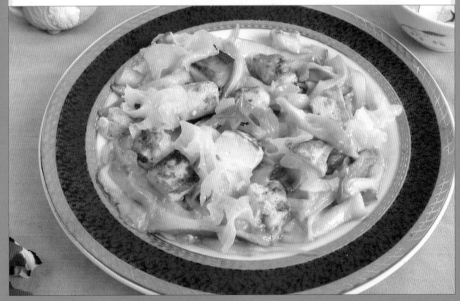

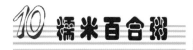
10 糯米百合粥

【配料】百合 60～90 克，糯米適量，紅糖少許。

【作法】將百合浸泡一宿，取出洗淨，再將百合、糯米共煮粥，煮熟時調入紅糖即成。

【用法】每日 1 劑，早、晚溫熱服食，連用 7～10 日。

【功效】補中益氣，健脾養胃，養心安神。

【主治】用於慢性肝炎，屬脾氣不足、心肝陰虧患者。症見肝病本身症狀，尚有心煩不眠，坐臥不寧等。亦用於胃陰不足而致胃脘疼痛。

【出處】《家庭食療手冊》。

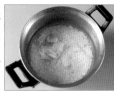

將百合與淘洗淨的糯米煮粥。

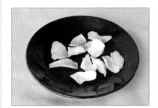
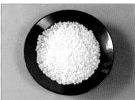
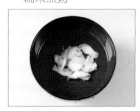

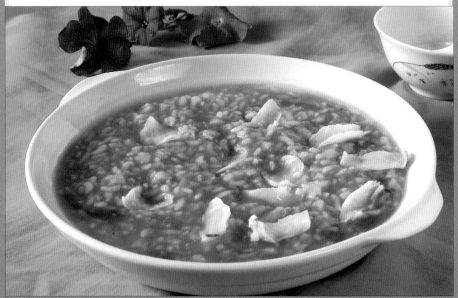

11 蜜餞蘿蔔

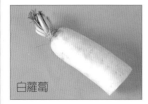

白蘿蔔

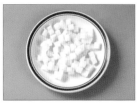

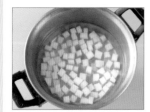
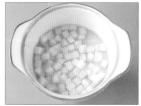

【配料】鮮白蘿蔔 500 克，蜂蜜 150 克。

【作法】鮮白蘿蔔洗淨，切成丁，放入沸水內煮沸即撈出，把水控乾，晾曬半日，再放入砂鍋內，加蜂蜜，以小火煮沸，調勻即可。待涼，裝瓶備用。

【用法】飯後食用。

【功效】寬中理氣。

【主治】腹脹，嘔吐，飲食不消。

【出處】《普濟方》。

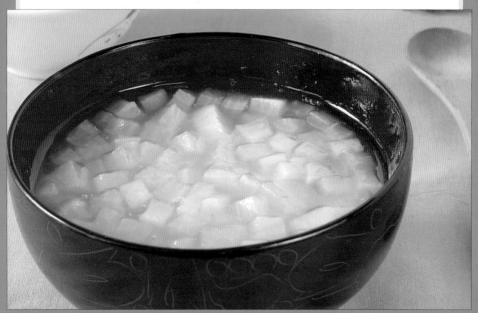

12 玉竹炖魚頭

【配料】鱅魚頭一個（約250克），玉竹25克。

【作法】將鱅魚頭去鰓洗淨，玉竹洗淨，先將玉竹放在沙鍋內
備用。用油少許起鍋，把魚頭放在鍋中煎透，加入
料酒鏟起，放在沙鍋內，加入精鹽、味精、生薑塊和
適量清水，炖煮約30分鐘取出，撒入胡椒粉即成。

【功效】益氣養陰潤肝。

【用法】慢性肝炎後期肝陰虧損。

【出處】《肝膽病中醫保健》。

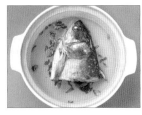

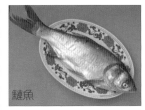
鱅魚

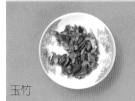
玉竹

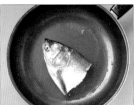

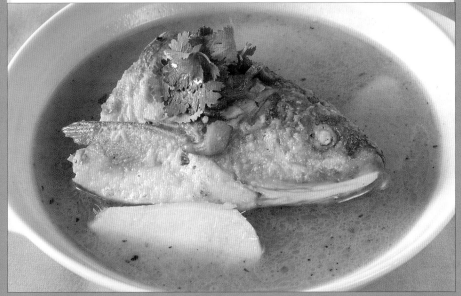

13 何首烏煮豬肝

【配料】何首烏15克，豬肝250克，紹酒6克，鹽2克，味精2克，薑3克，蔥6克，雞油15克。

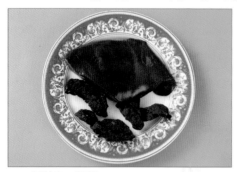

何首烏、豬肝

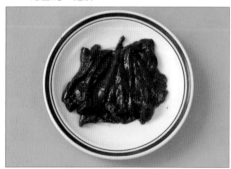

豬肝切成薄片。

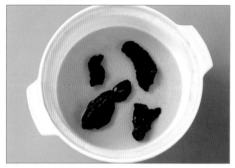

將何首烏放入沙鍋內，加100毫升水，煎煮15~20分鐘。

【作法】豬肝洗淨，切成薄片，何首烏放入沙鍋內，加100毫升水煎煮成汁液，去何首烏留汁，待用。薑切塊，蔥切段。何首烏汁放入鍋內，加清水500毫升，置武火上燒沸，放入薑塊、蔥段、紹酒、豬肝、雞油、鹽、味精，煮熟即成。

【用法】每日1次，每次吃肝50克，佐餐食用。

【功效】補肝腎，烏鬚髮。

【主治】肝炎患者。

【出處】《肝臟病藥膳180種》。

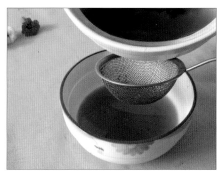

過濾，取濾液，備用。

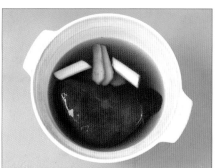

用何首烏汁加清水，再放入豬肝、薑塊、葱段以及調味料，煮至肝熟。

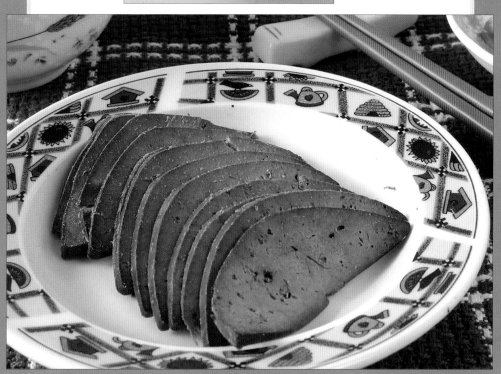

【配料】丹參 30 克，糯米 50 克，大棗 3 枚，紅糖少許。

【作法】將丹參洗淨，加水煎湯，去渣後入糯米、大棗、紅糖煮粥。

【用法】溫熱服，一日 2 次，10 日爲 1 療程，隔 3 日再服。

【功效】活血祛瘀，養血補中，除煩。

【主治】適用於急、慢性肝炎，酒精性肝病後期，血熱血瘀型。亦用於血滯閉經，產後惡露不盡，宮外孕及溫病熱入營血等症。亦常用於冠心病、高血壓患者的膳食保健治療。

【出處】《常見病食療食補大全》。

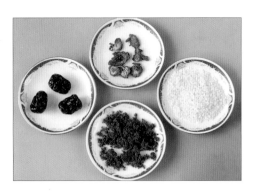

丹參、糯米、大棗、紅糖

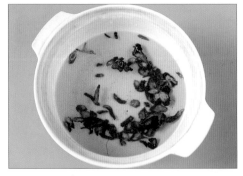

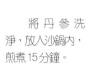

將丹參洗淨，放入沙鍋內，煎煮15分鐘。

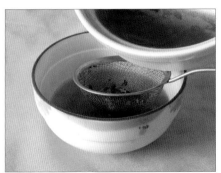

過濾，去渣。

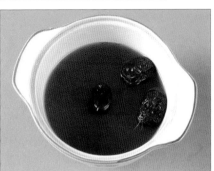

濾液中放入大
棗、糯米、紅糖，
煮至粥熟。

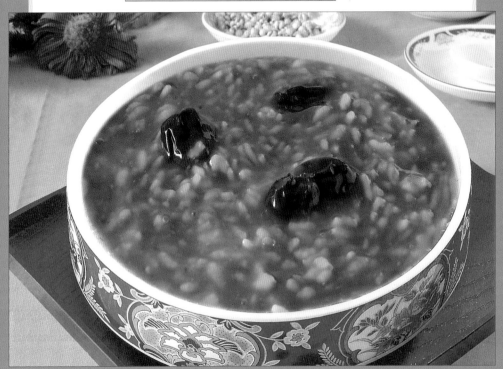

15 枸杞油燜大蝦

【配料】帶皮大蝦400克，枸杞子30克，五花肉50克，玉蘭片、冬菇、油菜心各5克，調料適量。

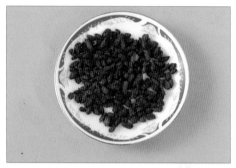

枸杞子

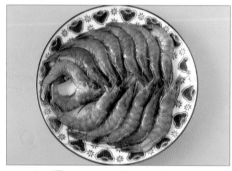

大　蝦

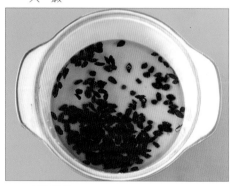

煮枸杞子

【作法】將枸杞子洗淨，一半按水煮提取法提取濃縮汁15毫升，另一半上屜蒸熟；大蝦洗淨，剁取腿、鬚，頂刀切4段；玉蘭、肉切片，油菜心切成段，冬菇破開；勺內油燒至七八成熱時，投蝦塊稍炸一下撈出；再用勺加油起鍋，油熱時下葱段、薑片烹鍋，下肉、玉蘭片、冬菇，加醬油、料酒等翻炒，加清湯200克，下蝦燜至湯剩100克時，加糖、味精等調味，去葱、薑，加油菜心及蒸熟的枸杞子、澱粉勾芡，汁入椒油。

【用法】佐餐食之。

【功效】滋補陰血，補肝益腎，助陽。

【主治】慢性肝炎的輔助治療。

【出處】《滋補保健藥膳食譜》。

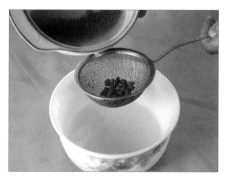

過濾，濃縮濾汁。

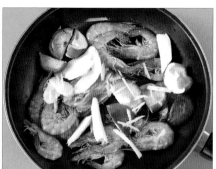

按照作法過程
做油燜大蝦。

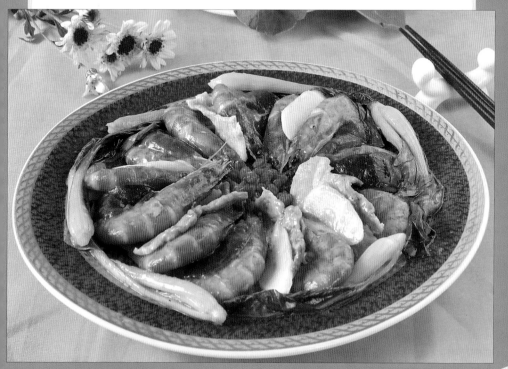

1 鷄肝粥

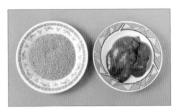

【配料】雄鷄肝 1 具，小米 100
克，薑、葱、食鹽、味精
適量，香油 25 克。

【作法】將雄鷄肝洗淨，切成細
塊，上料中加水 400 克，
加入調料煮作粥。

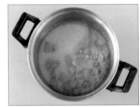

【用法】空腹食之。

【功效】補腎强腰，益肝氣。

【主治】適宜於慢性肝病免疫力低
下之患者，症見B肝指標
轉陰較難，食之或可助
用。

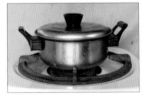

【出處】《太平聖惠方》。

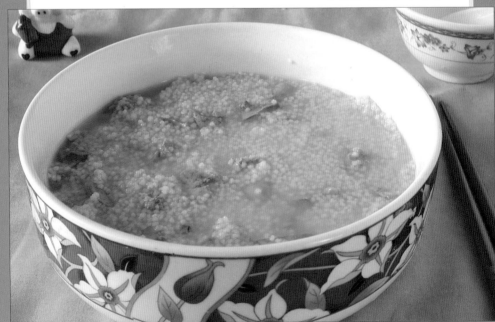

2 茴香豬肝

冬季飲食

【配料】豬肝 250 克，小茴香 5 克。

【作法】將小茴香用新紗布包袋，與豬肝同煮，使用文火煮
　　　　沸20分鐘，去茴香袋，再加酒、糖、醬油各適量，
　　　　繼用文火煮 10 分鐘後，待溫取肝切片。

【用法】分兩次佐餐食用，連服 7～15 天。

【功效】養血，補肝，溫中。

【主治】適宜於慢性肝炎虛症，肝區隱痛，脘痞納差，喜溫
　　　　畏寒，大便不通，舌淡苔白，脈沉等症。

【出處】《中華養生藥膳大全》。

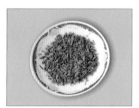 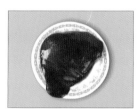 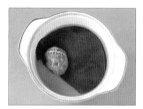

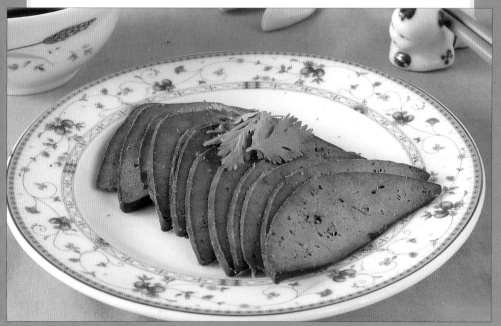

3 菇杞肉

【配料】香菇 250 克，枸杞子 60 克，牛肉 250 克。

【作法】將香菇用清水洗淨，切塊，枸杞子亦用清水沖洗乾
淨。牛肉洗淨，放入沸鍋內氽除血水，切片。上料
一併放入沙鍋內，加適量清水，入少許鹽、糖、油
同煮，待肉爛熟止。

【用法】分 2 次佐餐，1 日內服完，隔日 1 劑，需服數劑。

【功效】養肝補血，健脾解毒。

【主治】適宜於慢性肝炎、體弱納差，肝脾虧虛、精血不足。

【出處】《中華養生藥膳大全》。

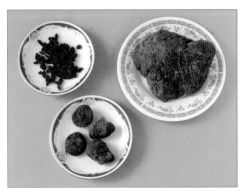

香菇、枸杞子、牛肉

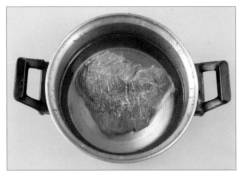

將牛肉入沸水
鍋中氽去血水。

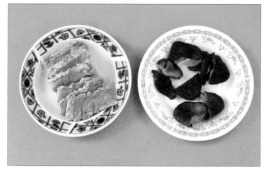

將牛肉切成片，香菇切塊。

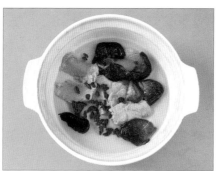

將香菇塊、枸杞子、牛肉片放入沙鍋，加適量清水和調味料，煮至肉熟。

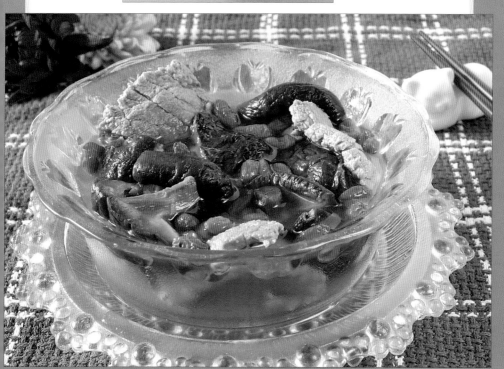

4 五味子膏

〔冬季飲食〕

【配料】五味子 250 克,蜂蜜適量。

【作法】將五味子用水沖洗乾淨,浸半日後煮爛,去渣,濃
縮,加蜂蜜製膏裝瓶即成。

【用法】每服 20 毫升,日 2～3 次。

【功效】滋陰斂汗,益腎澀精。

【主治】適用於心腎不交,虛煩不寐,遺精盜汗,各型神經
衰弱失眠症,急慢性肝炎谷丙轉氨酶升高。

【出處】《慈禧光緒醫方選議》。

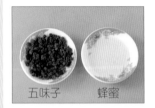

五味子　　蜂蜜

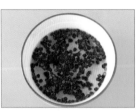

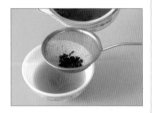

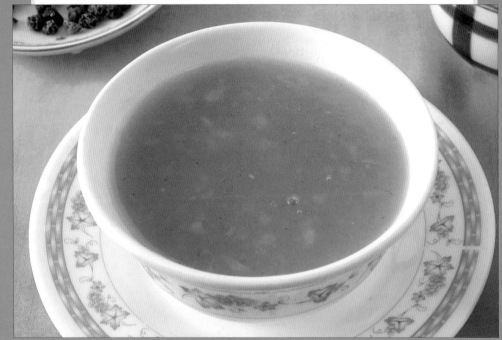

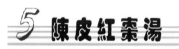

5 陳皮紅棗湯

【配料】陳皮 50 克，紅棗 10 枚，白糖適量。

【作法】將陳皮洗淨，紅棗去核洗淨，共置鍋內加適量清水
煎煮，沸後加白糖即成。

【用法】上為 1 日量，不拘時間隨意
代茶飲用，連用 1 週。

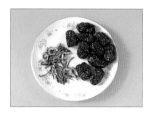

【功效】清熱解毒，保肝退黃。

【主治】急性肝炎。

【出處】《千家食療妙方》。

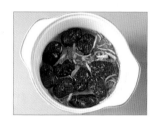

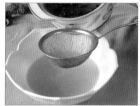

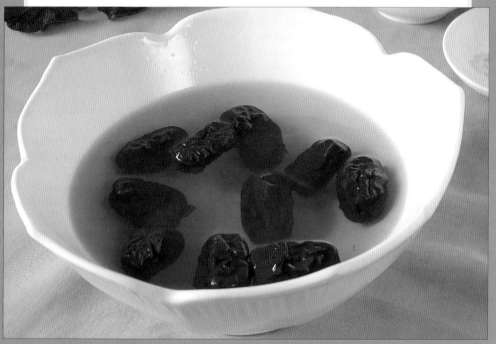

6 海參豬肉餅

【配料】乾海參300克，精豬肉600克，冬菇200克，鷄蛋一個，調料適量。

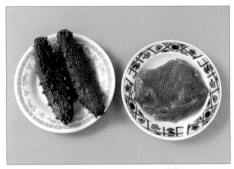

海參、豬肉

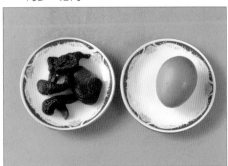

冬菇、鷄蛋

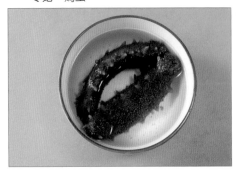

泡海參，並洗淨。

【作法】海參泡發2天，洗淨；冬菇用溫水泡發，洗淨。精豬肉剁成肉末放入碗內，加適量生粉、白糖、鹽，鷄蛋拌勻後分成3份，蘸上乾生粉做成肉餅，放入燒至九成熱的植物油中，用溫火煎至肉餅呈金黃色時取出。鍋內留油，將海參、冬菇同入鍋內略煸一下，加適量水，放入肉餅共燜至湯汁收濃時，淋上麻油、醬油，勾芡翻勻裝盤即成。

【用法】佐餐服食。

【功效】滋腎養血，強壯補腎。

【主治】慢性肝炎的腎精虧損型患者，肝功能反覆波動，HbsAg陽性。

【出處】《家庭食療手冊》。

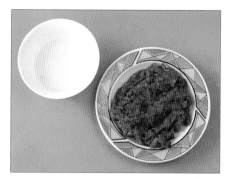

猪肉剁成肉末。

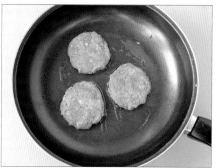

煎肉餅。

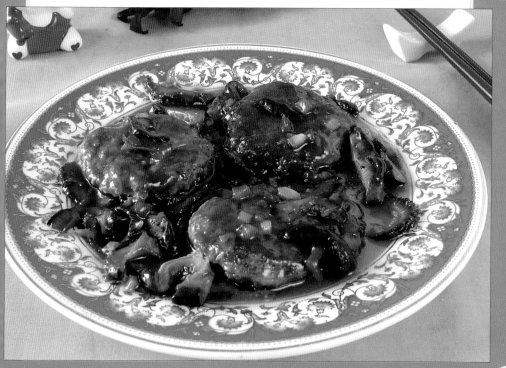

7 羊肝煎

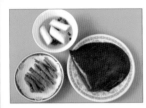

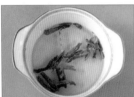

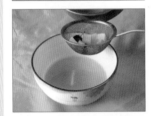

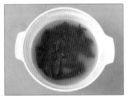

【配料】 羊肝1具，地骨皮25克，葱豉汁適量。

【作法】 先將上料整理乾淨，先將地骨皮重煎令沸，過濾，濾液備用。取濾液加肝片，並與葱豉汁調和，漸漸煎如稠溏即成。

【用法】 分作3服，空腹食之。

【功效】 益肝氣，補肝陰，理氣健脾。

【主治】 適宜於肝陰不足，肝用不及所致的慢性肝病，兼見有脾運失常之症。

【出處】 《聖濟總錄》。

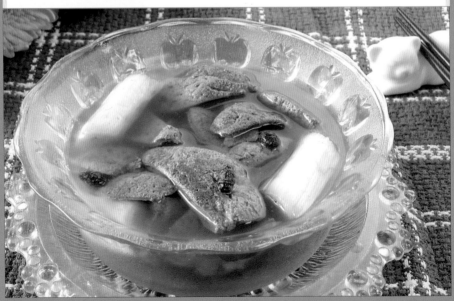

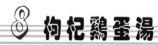

枸杞鷄蛋湯

冬季飲食

【配料】鷄蛋2個，枸杞子2匙。

【作法】將鷄蛋、枸杞子放入水中煮，蛋熟去殼再煮即成。

【用法】飲湯食蛋，連服3~5天。

【功效】養肝腎，補氣血。

【主治】適用於慢性肝炎，神經衰弱，貧血，視力減退等症。

【出處】《疾病的食療與驗方》。

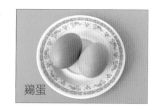

鷄蛋

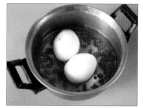
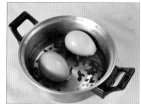
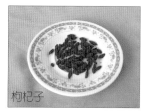

枸杞子

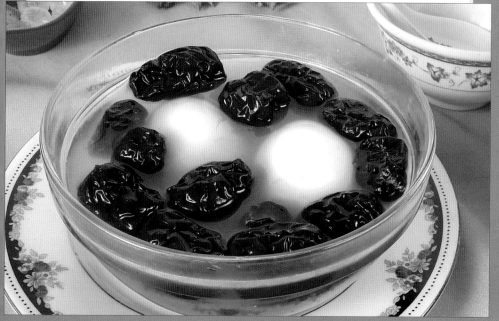

⑨ 枸杞糯米飯

【配料】枸杞子30克，糯米500克，干貝5個，大蝦10隻，
　　　　火腿片50克，調料適量。

【作法】糯米和枸杞子瀝去水，與煮軟的干貝及蝦段、火腿
　　　　肉片一同下鍋，併入適量的水和鹽，沸後入薑粉、
　　　　黃酒、醬油各適量，文火燜熟。

【用法】代飯食，每日1~2次。

【功效】滋補肝腎。

【主治】適用於慢性肝炎、肝硬化、肺結核、腎病綜合徵、
　　　　糖尿病、潰瘍病及精神不振、頭暈耳鳴、健忘失
　　　　眠、記憶力減退、幻視幻聽、腰膝酸軟乏力等。

【出處】《家庭藥膳手冊》。

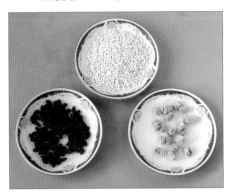

枸杞子、干貝、糯米

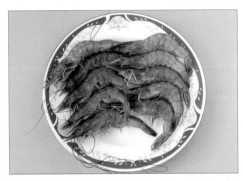

大　蝦

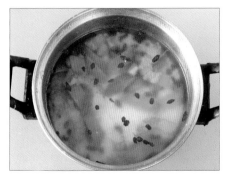

將糯米、枸杞子、干貝、大蝦一起放入鍋中,加適量水和鹽。

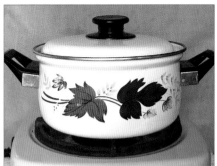

沸後加薑粉、黃酒、醬油,文火燜熟。

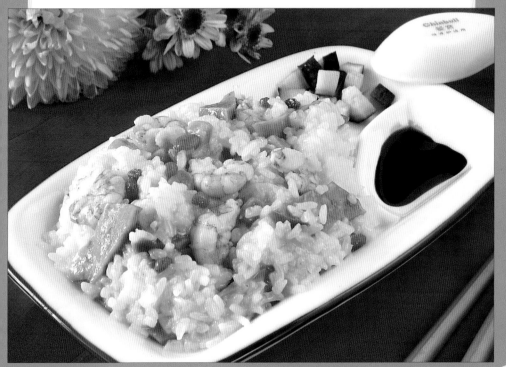

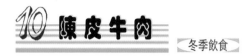

10 陳皮牛肉

【配料】 牛肉1000克，陳皮30克，白蘿蔔500克，味精、精鹽少許。

【作法】 先將牛肉切成塊，用涼水浸泡半小時撈出，控乾水分。陳皮洗淨切成塊，蘿蔔去皮，切滾刀塊。鍋內倒入清水燒開，放入牛肉，去泡沫，直到牛肉熟透時加入陳皮、白蘿蔔，改小火，保持微開，待蘿蔔煮爛後下精鹽、味精即可出鍋，去陳皮，吃肉喝湯。

【用法】 每日2次，連續1週。

【功效】 調氣活血，滋補肝腎。

【主治】 適用於慢性肝炎、肝硬化，症見脅肋竄痛，脘腹脹滿，腰酸腿軟，頭暈眼花，失眠多夢者。

【出處】《中華臨床藥膳食療學》。

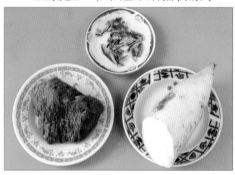

牛肉、陳皮、白蘿蔔

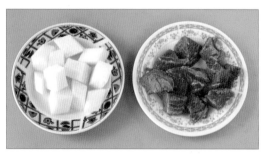

切牛肉塊、蘿蔔塊。

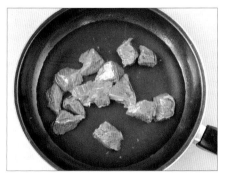

牛肉放入鍋中，加適量水，燒開去泡沫，煮1小時左右。

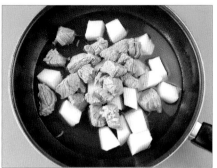

加入陳皮、白蘿蔔，文火煮至白蘿蔔爛熟，加調味品。

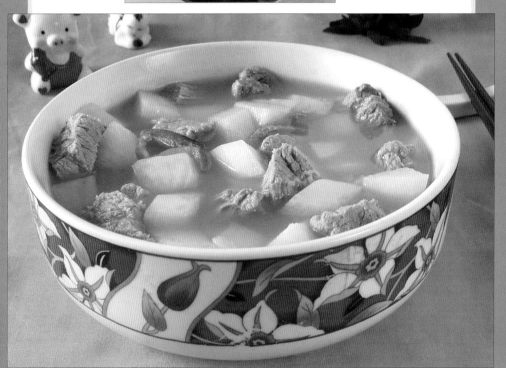

11 陳皮粥

【配料】粳米 50 克，橘皮末 5 克。

【作法】將橘皮曬乾，研爲細末(不研煎取濃汁煮粥亦可)。
將淘洗淨的粳米放入沙鍋內，加水 500 毫升，煮爲
稀飯，加入橘皮末稍煮片刻，待粥稠停火。

【功效】順氣化痰健胃。

【主治】用於脾胃氣滯，脘腹脹滿，消化不良，食慾不振，
噁心嘔吐。

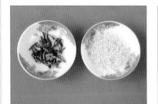 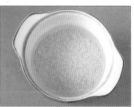 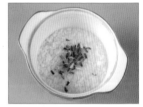

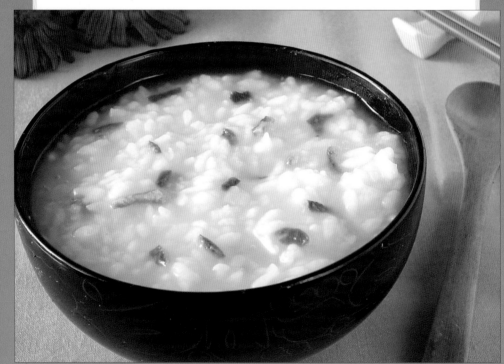

12 醬醋羊肝

冬季飲食

【配料】羊肝 500 克，醬油、醋、糖、黃酒、蔥、薑適量。

【作法】將羊肝洗淨，切片，外裹芡粉汁，入熱素油內爆
炒，烹以醬油，醋，糖，黃酒，
薑、蔥調料，嫩熟即可。

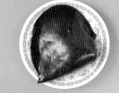

【功效】養肝明目。

【主治】可療肝虛體弱，視力減退，夜盲。

【出處】《食醫心鏡》。

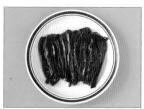 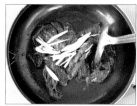

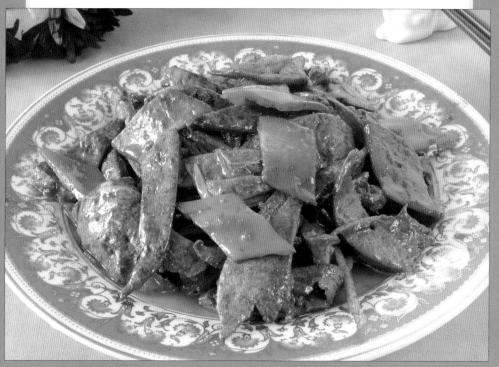

13 杞棗煲蛋羹

【配料】枸杞子 20 克，紅棗 10 枚，鷄蛋 2 個。

【作法】將枸杞子、紅棗、鷄蛋加適量清水同煮，待蛋熟後
去殼取蛋，再煮片刻即成。

【用法】食蛋飲湯。

【功效】氣血雙補。

【主治】慢性肝炎，早期肝硬化，症見頭暈心悸，腰膝酸
軟，少氣懶言，起輔助治療作用。

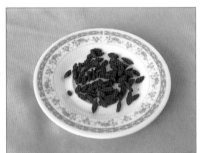

枸杞子

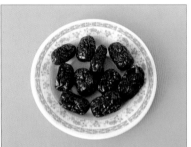

紅　棗

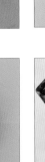

鷄　蛋

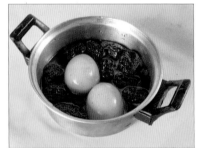

將枸杞子、紅棗、鷄蛋放入鍋中煮
至蛋半熟。

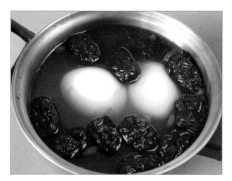

剥去蛋殼煮。

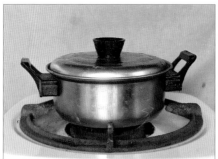

再煮片刻。

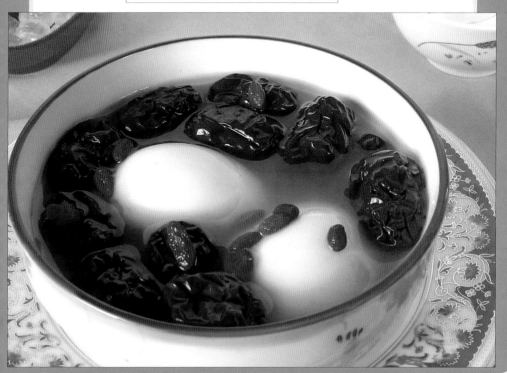

14 醋梨

冬季飲食

【配料】梨適量，米醋適量。

【作法】梨去皮，加米醋浸漬數日。

【用法】經常食用。

【功效】斂陰潤燥。

【主治】肝炎。

【出處】《肝膽病食療》。

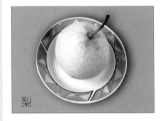

梨

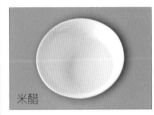

米醋

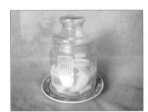

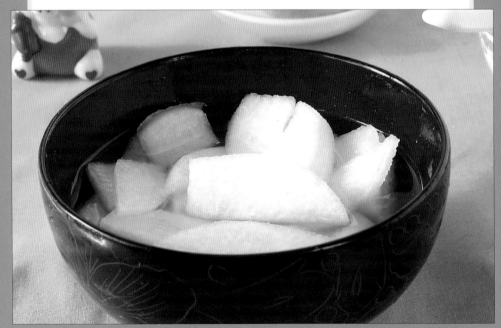

15 冬蟲夏草茶

【配料】冬蟲夏草2克，枸杞子10克。

【作法】將枸杞子、冬蟲夏草洗淨，同入鍋中，加水適量，濃煎40分鐘，去渣取汁即成。

【用法】每日1劑，代茶頻服。

【功效】平補肝腎，改善肝功能，降低轉氨酶，增強免疫功能。

【主治】慢性肝炎的肝腎兩虛。

【出處】《B型肝炎自然療法》。

冬蟲夏草

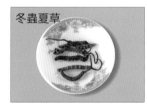

枸杞子

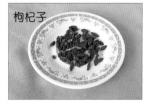

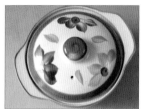

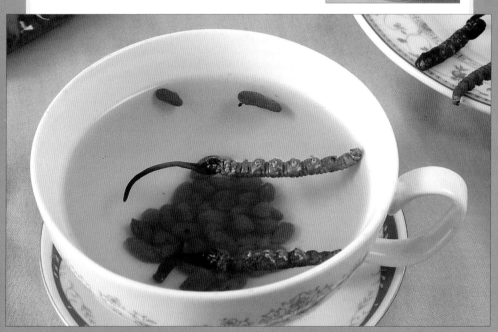

16 仙茅菟絲當歸炖羊肉

【配料】仙茅18克，當歸9克，菟絲子15克，羊肉60克，鹽少許。

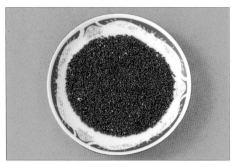

菟絲子

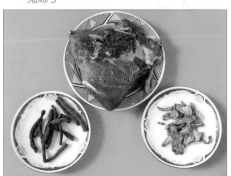

仙茅、當歸、羊肉

【作法】將菟絲子用布包好，與仙茅、當歸加水煎煮，取汁約3碗，加入切成塊的羊肉炖湯，以鹽調味即成。

【用法】每日1劑，連服7~8劑，佐餐。

【功效】溫肝血，補肝氣。

【主治】慢性肝炎的肝陽虛者，症見機體機能減退為主，如精神萎靡，四肢乏力，畏寒，腰酸膝軟。

【出處】《滋補中藥保健菜譜》。

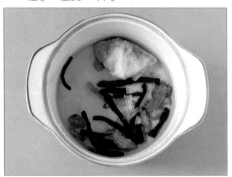

將菟絲子用紗布包好，與仙茅、當歸放沙鍋，煎煮20分鐘。

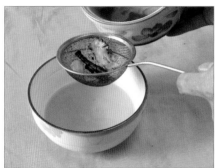

過濾，濾汁備用。

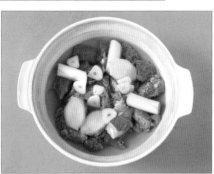

用濾汁炖羊肉，炖至羊肉爛熟為止。

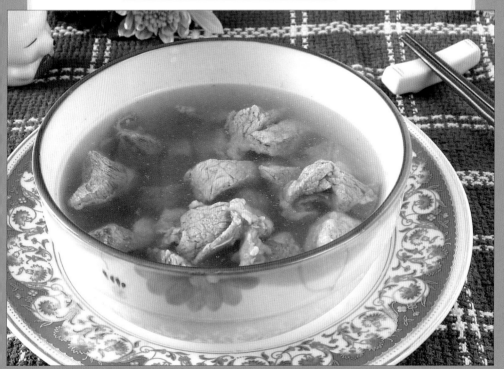

17 當歸生薑羊肉湯

【配料】當歸 18 克，生薑 30 克，羊肉 250 克。

【作法】將羊肉洗淨，切成小塊，與當歸、生薑放入鍋中，加適量水，煮至羊肉爛熟。

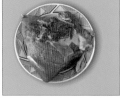

【用法】食湯，溫服。

【功效】溫補脾腎。

【主治】慢性活動性肝炎，早期肝硬化，症見肢冷畏寒，脅腹冷痛，大便溏稀，小便清利，神疲欲寐。

【出處】《實用肝病自然療法》。

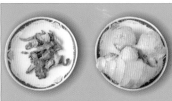
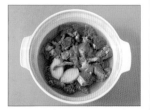

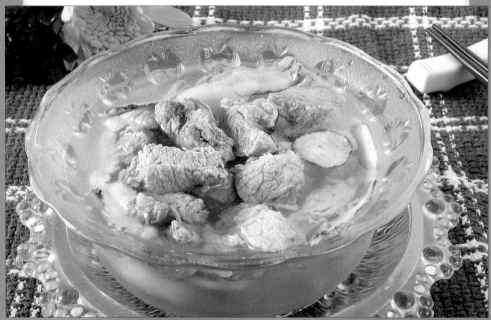

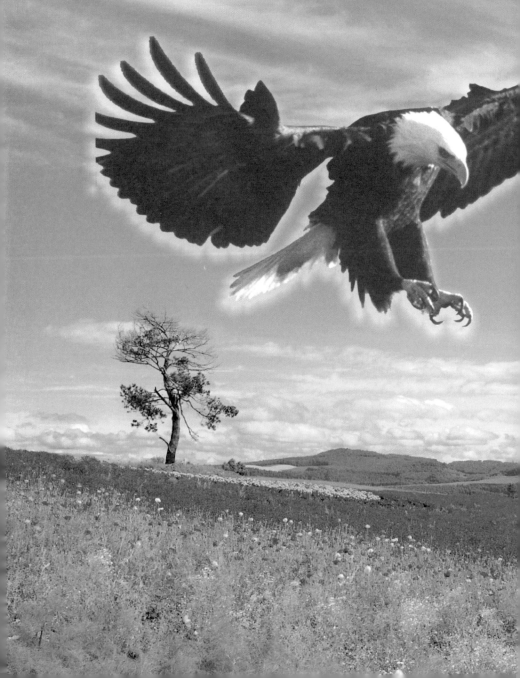

大展好書　好書大展
品嚐好書　冠群可期